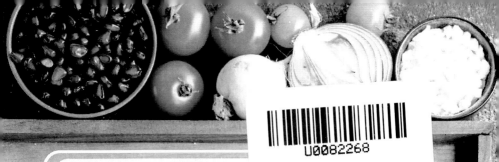

健康不要花大錢

牛初乳提供最多營養、黑芝麻長烏髮、
易胖體質需補充瘦菌？還在迷信補品保庇嗎？

跟著醫學專家破解各種偏方

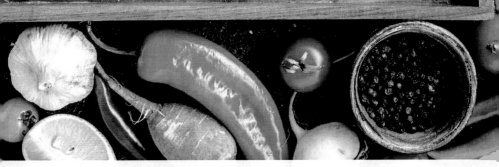

京虎子 ——— 著

紅腫痛全是因為上火？京虎子：不存在的事情！
易變胖全是因為有易胖體質？京虎子：是跟腸道菌群有關
早餐很重要，千萬不能不吃？京虎子：有人因此攝取過高熱量

崧燁文化

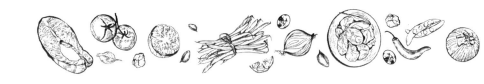

目錄

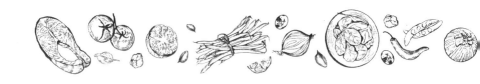

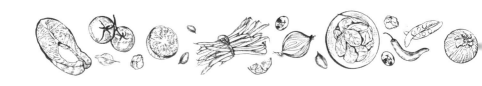

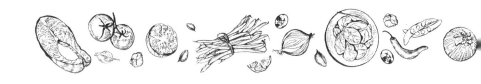

01　生活的態度

我們的生活在很大程度上取決於我們的父母。

有一句話叫做「投胎是一門技術」，說得很對，因為越來越多的證據顯示基因對疾病影響的比例相當大。這個很容易理解，沒有爸媽就沒有我們，爸媽的那些基因問題也遺傳給了我們很大一部分。當然有些基因的問題是後天的，有母親懷孕時的生活習慣和環境因素的影響，以及我們小時候飲食和環境影響，導致基因表現的問題等，這些說白了也是父母的責任。此外是我們自己的生活習慣和環境影響，但生活習慣在很大程度上受父母生活習慣的影響，這同樣有父母的責任。因此，擁有什麼樣的父母，在很大程度上決定著健康和壽命。

但是這門「技術」是沒有辦法學會的，我們只能認了，父母給我們生命，也有可能給我們一些不好的基因，如果有所謂宿命的話，這就是我們的宿命。

我父親在遺囑裡提到家族的癌症問題，上一輩有幾位罹癌，他這一輩也有幾位罹癌，要我們兄弟倆多加小心。這種一個家族兩代人罹癌的現象叫做家族性癌症，生活習慣的影響可能性高。不管是遺傳因素還是生活習慣，都不能掉以輕心，所以我

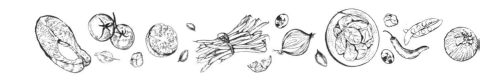

已經做過兩次腸鏡，起碼能夠在大腸癌上做好早期診斷和預防。

我母親這邊也好不到哪裡去。我小時候印象很深的一件事，是晚上常常聽到母親在喘，母親中年的時候氣喘很嚴重，所以我就一直患溼疹。母親生下我之後，有幾次習慣性流產，到懷我弟弟的時候，老老實實地安胎，結果出現妊娠糖尿病，之後變成了第二型糖尿病。母親那一輩兄弟姐妹基本上不是有高血脂就是有高膽固醇，她則兩者都高，於是我也有高膽固醇。

我從父母兩邊得到的基因看起來都不理想，但這對於我毫無負擔，因為母親給我做出了好的榜樣。

除了高血脂、高膽固醇、糖尿病之外，母親還患骨質疏鬆症，腿也經常疼痛，進入老年之後，算是慢性病纏身了。但是，母親並沒有灰心和放棄。

母親喜好甜食，得了糖尿病後還是管不住嘴。她是醫生，知道這樣是不對的，可是她管不住自己，怎麼辦？

下定決心，讓我弟弟把家裡的甜食高高地放在衣櫥上，她腿痛，不能爬高，這樣不就管住了嗎？

她老人家坐在沙發上，看著高處的甜食，心裡那個天人交戰呀。天人交戰的結果是惡魔戰勝了天使，忍著腿痛，踩著椅子上去，拿下來，吃了。

後來呢？後來母親戰勝了惡魔，不僅連甜食都見不到了，回國後我還發現家裡的飯菜變得十分清淡。

01　生活的態度

　　管住了嘴，還要邁開腿，可是老太太腿痛怎麼辦？

　　只能忍著。只要能忍受得住，就會在院子裡走，一直走到痛得無法繼續，就這樣把附近的公園走了個遍。

　　母親老了，已經年過八旬，但衰老的速度被她透過努力和堅持減緩了下來。慢性病並沒有過多影響她的生活品質和自理能力，她不需要任何人的幫助，參加老人會的活動、唱 KTV，平靜、有序而樂觀地安度著晚年。

　　我岳母快 90 歲了，十幾年前，她發現自己有老年痴呆的早期症狀，便一直在電腦上玩連連看，天天堅持，雖然智力還在緩緩地減退，但她的思維和生活品質還能保持住。

　　這兩位母親就是這樣用各自的方式和慢性病鬥爭。慢性病無所謂治癒一說，戰勝慢性病就是不要讓慢性病影響你的生活品質和生活自理能力，就是減緩慢性病的進程，為自己多贏得幾年、十幾年甚至幾十年的時間。從這層意義上說，這兩位母親已經成功了，有這樣的母親是我們做子女的福氣。

　　當我們老去的時候，也可能疾病纏身，到了那個時候，向這兩位母親學習，做出自己的努力與堅持吧！

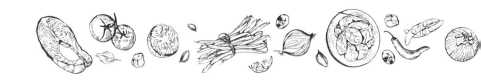

02　大道至簡的飲食習慣

　　健康人也好，病夫也罷，都得吃東西，誰叫您是人呢？人們吃東西都有自己的習慣，愛吃這個不愛吃那個，因此就有健康與不健康之說。嚴格說來，絕大多數人的飲食習慣都有不健康之處，營養專家、食品專家也不例外，別看他們有些人說得頭頭是道，實際上未必就比虎老師做得好，這是因為一來虎老師在美國，沒條件吃請赴宴，二來虎老師胎裡素，活了這麼多年依然不認為肉是香的。

　　確實有飲食習慣非常健康來對抗疾病的案例，比如美國一位醫學研究領域的教授，活到 58 歲的時候人生發生了變化，不認識人了：

　　——你誰呀？

　　——教授，我是您的博士生呀！

　　——我的學生，是你嗎？

　　教授自己懂，壞了，得了阿茲海默症，也就是通常說的老年痴呆了。怎麼辦？積極治療，一治就是 11 年，最終以教授放棄而告終，這病就沒治了。心灰意冷之際有了新的招數，教授將飲食習慣改到健康得不能再健康了，兩年後，他居然又

02　大道至簡的飲食習慣

能工作了。

這是個例呀，不是每個老年痴呆患者都適用。

醫學自然是博大精深、瑰麗多姿，但也有人認為中醫和西醫的差距在於不求甚解，搞不清究竟是哪個藥有效，索性就不思索了，一下子開一堆藥，還衍伸出了「君臣佐使」的理論。而西方人則一直在思索研究，這才有了現代醫學。其實中國傳統文化並非如此不求甚解，《道德經》有一句：大道至簡。

飲食健康，最主要的一點就是簡單，大道至簡。

搜尋一些飲食健康的建議，比如吃健康食品，這個食品健康要吃，那個食品健康也不落下，如果全吃了，您得有大象的肚子。可是不全吃的話，少吃哪些呀？難以取捨，索性就不在乎了，健康也好垃圾也罷，隨意吧。

有不少專家還是一副給人民當家做主的姿態，推薦得相當具體，這頓飯要用這些原料，如此這般做出來才健康。還有我一直反對的雜糧粥，有哪項研究證明非要這麼搭配才是吸收營養的最佳途徑？少一兩樣能壞到哪裡去？

真正可靠的推薦是按類別推薦的：多吃水果蔬菜，而不是一定要吃下若干種；多吃豆類，而不是把幾種豆子都放在一碗粥裡——雜糧粥本身脫離了基本營養成分的原則。

均衡飲食，說的是在一天甚至一週之內均衡吸收各種營養成分，而不是在一頓甚至一碗粥裡把該吃的都吃了。人體沒有

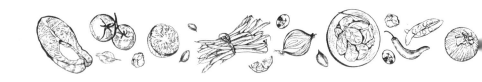

那麼脆弱，這頓少吃了下頓可以補回來，今天沒吃明天吃了也不晚。雜糧粥這種東西是把本來很簡單的均衡飲食搞複雜了。

此外就是食譜，專家讓大家飲食健康，給大家提供食譜，卻也是食譜把事情搞複雜了。一來不一定能採購齊全，二來也不一定愛吃，三來更不可能天天吃。如果頓頓機械地照著做，三五天下來，健康不健康不知道，每天照著食譜做飯能把人煩死。

還有熱量，弄得人人都跟糖尿病患者似的，計算呀衡量呀，搞得飲食健康越來越無趣，越來越令人無法堅持。

飲食健康要把上面這些複雜的東西全放在一邊，側重於食物的新鮮程度和多樣化，不要想著吃很多種健康食物，而是從中選擇自己愛吃的。在食譜上，從新鮮的角度找簡單易行的做法。從這點開始，逐漸改變飲食習慣，使得自己的飲食變得既健康又可口。

上面說過，沒有人的飲食習慣是完全健康的，實際上很多人的飲食習慣是不健康的。人們希望健康長壽，這樣一來就給了騙子生存空間，尤其是養生保健的騙子，專騙老年人。經常有老人去世了，子女一收拾，發現家裡的各種健康食品價值好幾十萬。

不上騙子們的當，相信「可靠」的科普，把書買回來從第 1 頁開始讀，讀到第 25 頁就睡著了。無心插柳呀，這書治失眠。

02　大道至簡的飲食習慣

　　第二天繼續讀，不睏，可是也讀不下去了，這書寫的和騙子們寫的養生書比較起來，一個是嚼蠟一個是嚼巧克力。再換一本，這本通順多了，一口氣讀到 250 頁，收穫的感想是飲食健康太難了，可以媲美登陸火星的難度，也有人照書上說的雷厲風行樣樣做到，但兩天後就堅持不下去了。

　　心急吃不了熱豆腐，改變自己的飲食習慣也是同樣的道理。一口氣從不健康改成完全健康，其結果往往是堅持不了多久，或者自欺欺人，有些「營養專家」就屬於後者。

　　LINE 群組裡一位在臺美兩地當教授的同學說今天晚飯是雜糧粥加地瓜。健康呀，問他明天、後天、大後天晚飯吃什麼？他說老樣子呀，白飯炒菜，該怎麼吃還怎麼吃。我問怎麼不堅持了？他說雜糧粥不好做，地瓜吃不慣呀！

　　鼓吹雜糧粥的人說得好像天底下除了雜糧粥就沒有健康的食物了，鼓吹地瓜的人說得似乎天底下除了地瓜以外全是垃圾食物了。您家時不時雜糧粥加地瓜，一家子腸道氣鼓氣脹，就這麼偶爾健康一頓，是健康的飲食習慣嗎？

　　戒菸要放下屠刀立地成佛，樹立健康的飲食習慣則不一定這樣，最好的方式是循序漸進。行動起來比不行動好，只要有所改變就會有所收穫。不吃雜糧粥，一定要喝稻米粥？不喝粥又會如何？就不能改喝水，外加吃塊麵包？或者吃一盤水果？好的飲食健康科普應該讓讀者有廣泛的選擇，否則和推銷健康

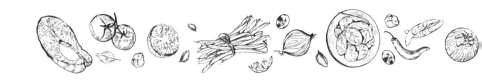

食品的又有什麼區別？

很多人覺得虎老師吃得健康到都快成仙了，可那是一天一月一年實現的嗎？那是虎老師一點一點地改正，好多年養成的習慣：改正一點，習慣一點，然後再改正一點……關鍵在於養成習慣。若養不成習慣，比如我同學今年就吃了一頓雜糧粥加地瓜，那有什麼用？

虎老師從來沒有推薦一定要吃這個吃那個，因為健康的選擇有的是。任何一點飲食健康的改進都對身體有好處，哪怕每天少喝一罐可樂，每天多吃一盤水果，每頓少吃一匙鹽、一匙糖，只要這些小改善能夠成為習慣。

沒必要一下子就放棄全部你所習慣並享受的不健康飲食習慣，從最容易做到的開始，從今天開始，從現在開始，你所要做的只是很小的一點改善，這樣很容易實現，你也有了信心和成功的喜悅，然後再做另外一個小小的改善，堅持下去，早晚有一天，你的飲食習慣就能夠從基本不健康變成基本健康。

曾經有一天貼了晚餐的照片，是這麼做的：切麵煮了，幾種蔬菜切了，雞蛋打了，然後一鍋炒了，加上用烤箱烤了一片鱈魚。識貨的說了：虎老師的魚、蛋、菜齊了。

魚、蛋、菜，當然不是每一餐都費盡力氣包括這三樣，虎老師也就只能努力吃到蛋和魚，肉我實在嚥不下去。這一盤是我一個人吃的，沒有讓老婆動，她有自己那盤。吃完以後兩人

特別客氣，這個說，妳再吃一點兒；那個說，還是你吃吧！客氣的結果是，鍋裡剩下的裝了兩個小飯盒，第二天分別帶便當出門。這頓晚飯的最大好處是不睡懶覺，天沒亮就餓了。

這和大家的意見一致了，這點東西怎麼夠吃？虎老師除了這盤還吃了什麼？

還喝水了。

這就是要說的概念，水是日常飲食的一個重要組成部分，一頓飯有吃進去的主食和水果蔬菜，還有喝進去的牛奶、咖啡或水，喝進去的並不是額外的，而是飯內的。不要說含熱量的牛奶了，就是不含熱量的黑咖啡和水，也算飯。

之所以這樣說，是因為你我都是個大水桶，身體裡的水分超過 60%，因為水是人體最需要的成分，因此我們的食物中含量最大的成分就是水，在很多時候我們感覺餓是因為缺水，所以要養成吃飯時喝水的習慣，喝得多自然就吃得少。

虎老師喝水的習慣不是刻意培養的，從小就愛邊吃邊喝。

除了水之外，早起喝牛奶。牛奶是好東西，但不能喝太多，一兩杯為宜，而且是低脂奶或者脫脂奶，以減少脂肪攝取。咖啡則什麼都不加，而且盡量喝無咖啡因的。除此之外，這飲料那飲料的一概不碰。

關於飲食有很多謠言，比如飯後不能馬上吃水果。這個謠言弱智得讓人心碎，可是居然還能流傳。在世界很多地方，水

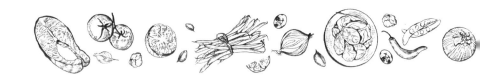

果是人們的主要飲食成分，就不存在飯後吃水果這個概念，飯裡面包括了水果，即便像韓國人那樣習慣最後吃水果，那也是吃飯的一部分，吃完水果後才叫飯後。

到此為止，飲食結構還不完善，除了各種食物和水之外，還缺一條：運動。

權威機構要求大家有規律地運動、勤運動，或者每兩天一次，或者一週五次，最好每天一次，但沒有一家權威機構要求大家天天吃飯的。為什麼？因為用不著。

如今這年月，科技進步，資訊發達，結果忙人更多，超負荷運轉，天天忙得忘了這個，爽約了那個，可是有誰三天忘了吃飯了嗎？

因為運動太重要了，而且往往是最容易被占用和犧牲的，所以要將運動作為怎麼也不會被占用和犧牲的吃飯的一個組成部分，這樣運動就會得到保證。比如我的三餐是這樣的，晨起去健身房，回來再吃早餐。午餐包括飯後到室外快走 15 ～ 30 分鐘，快走的時間是計算在我午飯時間內的，不受其他安排影響，時間不夠就早點吃午飯，或者少聊天。正因為午飯包括運動，所以我基本上不出外用餐，來回路上節省出來的時間就足夠運動，自己帶的飯還更健康，一舉兩得。晚飯就更好辦了，不僅包括洗碗擦桌子，還包括收拾屋子，吃完飯樓上樓下隨便收拾一下，就達到運動的目的了。

02 大道至簡的飲食習慣

　　從一日三餐到一日三餐加水加運動，這就是虎老師的大飲食健康概念。

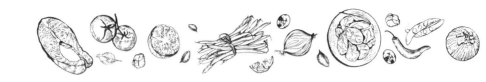

03　飲食健康是萬能的嗎？

　　提倡飲食健康主要不是為了口腹之慾，因為總體來講，健康的飲食遠遠不如不健康的飲食吃得香，不健康的飲食並不是想謀殺你的健康，而是為了讓你愛吃多吃，比如因為脂肪的口感非常好，很多飲食中脂肪以各種形式存在，達到讓人喜愛的目的，不健康只是這些飲食的副作用。同理，還有糖。目的決定形式，因此餐飲業提供的飲食，比如快炒店、速食店等多為不健康的飲食。

　　人們從上學到工作，有很多年經常吃不健康飲食，直到成家了、有孩子了、人到中年、檢查出什麼毛病了，才開始注意飲食健康。但習慣已經養成了，健康飲食一則吃不飽，二來難吃。這兩點歸根到柢是習慣，如果你堅持下去，像虎老師這樣，會覺得健康飲食吃得很舒服。比如今天虎老師嘴饞了，把冰箱裡的各種水果洗淨、切好，倒上兩罐活菌優格，吃得很爽，當然，是兩個人吃。

　　這就是習慣成自然。

　　美國愛荷華州的一位高中科學老師（John Cisna）讓學生為他制定了一項減肥計畫，按照美國食品和藥品管理局（Food

and Drug Administration, FDA）的建議，每天吃 2,000 大
卡[1] 熱量的食物，而且只能吃麥當勞的食物。90 天後，他減去了
37 磅[2]（約 17 公斤），堅持到 180 天，減去了 61 磅（約 28 公
斤）。結果名利雙收，出了一本書，還被麥當勞聘為品牌大使，
在美國各地講演。

麥當勞樂壞了，這說明他家這幾年增加健康飲食的方針很
有成效，居然從垃圾食物搖身一變成為減肥食物了。也引起很
多人效仿，稱之為速食減肥，既能吃自己喜歡吃的食物，又能
控制體重。

這個減肥試驗證實了每個熱量值都有意義（every calorie
counts）。儘管不同營養成分產生的熱量對身體的意義不一樣，
但歸根到柢體重的增減會落實到熱量上，主要取決於吃多少，
其次才取決於吃什麼。那些垃圾食物之所以垃圾，關鍵在於它
們讓人們吃得過多，如果能夠控制攝取量，就算不能完全洗白，
也有其健康的意義。而那些健康食物如果吃得過量，也會走
向垃圾化。

但這個試驗不足以否定飲食健康的意義。首先，這位高中
老師之前是個胖子，即便成功減肥到 219 磅（約 99 公斤），體
重依然過重。他之所以胖，不外乎是多吃少動造成的，少吃肯

1　1 卡 =4.186 焦耳，1 大卡 =4,186 焦耳。

2　1 磅 =0.454 公斤。

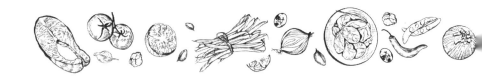

定能減肥，如果體重正常或者稍稍過重的人像他這麼吃，未必能減肥。其次，除了限制飲食攝取之外，他還每天走路 45 分鐘，也就是說從多吃少動改為少吃多動，還是一種生活習慣的改變。其三，他宣稱的膽固醇指標大大下降本身就是減肥的效果。他每天吃的是麥當勞裡相對健康的食物，並非僅僅限制熱量攝取。吃麥片、沙拉之類為什麼一定要吃麥當勞的？自己做會更健康。

這種方法不值得效仿的是，達到短期內減肥是可以的，其長期效果很難說，特別是長期吃這類食物對身體的影響，比如對腸道菌群的影響等都不樂觀。

如果我們能夠做到盡可能自己準備食物，如果出去用餐盡可能點健康的食物，這就是所謂的健康飲食習慣。這位高中老師在某種意義上改變了自己的飲食習慣，所以才有這麼顯著的效果，這才是他的故事的真正意義。

這個故事只是飲食健康這個金幣的一面，它還有另外一面，就是一味強調飲食健康能夠解決當今大眾健康的諸多問題，比如肥胖及各種越來越嚴重的慢性病？

飲食健康是怎麼定義的？

主要靠膳食金字塔及權威機構的推薦，多吃水果蔬菜、多喝水、少吃紅肉等。

這些膳食推薦是怎麼來的？

美國的膳食推薦是來自疾病管制與預防中心（Centers for

Disease Control and Prevention, CDC）的國家健康與營養調查研究（National Health and Nutrition Examination Survey, NHANES），這種問卷調查的方式已經進行半個多世紀了，資料被廣泛應用在各種健康研究中。

最近發表的一項研究對這種方式提出了質疑，認為資料不準確導致得出錯誤的結論，誤導了大眾。這是因為問卷全憑被調查者自己說，那些不準確的資料有記憶模糊的原因，有知道吃得不健康而撒謊的原因，還有對概念不明確的原因，比如吃幾杯水果蔬菜，有多少老百姓對杯的定義有明確的概念？問你上星期五吃了幾杯水果幾杯蔬菜，像虎老師這種吃得比較多的，很難準確回答。

NHANES 是很多大眾健康研究的基礎，儘管研究人員意識到資料的不準確性，在採樣及分析中進行了校正，但經過校正後究竟能不能展現飲食健康與疾病之間的關聯，則很難驗證。這篇研究的作者是進行肥胖症研究的，他們的結論是不準確的資料可能比沒有資料還糟糕，他們用監測活動量和尿檢的方法，發現肥胖症的主要原因是不運動，而不是從 NHANES 資料分析出來的吃得不健康。

對此，其他專家有不同看法，他們認為有些結論，比如心臟病和脂肪攝取量的關聯、體重增加和含糖飲料的關聯是站得住腳的。

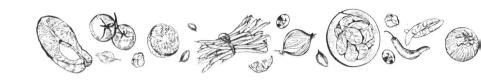

　　由此可見，現有的膳食推薦也許是部分正確的，只是過度強調了健康飲食對人體健康和預防慢性病的作用。之所以還得依靠問卷調查，是因為要採集大數據，其他辦法也許更準確，但會過於昂貴，無法用在大數據採集上。

　　有些慢性病和飲食有關，有些則和飲食的關係不大，比如那些有遺傳性因素的，不管你飲食健康到什麼程度，都不會對這類疾病有改善。還有一些情況有很大的偶然性，也不是能夠預防的。就拿癌症來說，能夠預防的大約在 30%。

　　以前說到的甲狀腺功能減退（甲減）的話題，有專家說靠健康飲食治好甲減了，這是不可能的，即便指標正常也會復發的，甲減得終身服藥。那天收到一封私訊，「虎老師，想問您一下，甲減可以透過長期運動如長跑等運動方式治好嗎？」甲減不是因為生活習慣不健康造成的，其主要病因是自身免疫病，因此無論你生活習慣到了何等健康的程度，都不會痊癒。

　　過分強調飲食健康有兩個問題，一是讓人們對飲食健康信心過度，忽略了其他方面，比如運動、作息、篩查等，對慢性病的徵兆沒有應有的重視，反而誤事。二是把飲食健康提到過高的高度，推薦也趨向極端化，除非虎老師這種天生有條件還有毅力的，大多數人無法遵循，索性放棄了，使得飲食健康徒有其名。

　　飲食健康要從力所能及的角度入手，循序漸進，能改正就

03 飲食健康是萬能的嗎？

已經好過不改正，不必求全，更不必追求形式。它只是影響身體健康的一個部分，而不是全部。

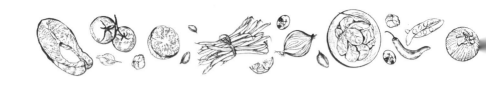

04 每天一碟「彩虹」

隨著年齡的增長，對食物的態度也變了。年輕的時候好吃就成了，感官上無所謂。可是現在首先得滿足感官，尤其是當砧板上擺放著若干顏色不同的蔬菜，操刀緩緩切的時候，食慾總會漸漸提升到滿點，味道調味料反倒位居其次。家常菜餚，若是沒有點顏色，肯定會覺得缺點什麼。每當看到網路上有些人貼的飯菜，一桌黑乎乎的毫無賣相，都是什麼呀！怎麼能嚥得下去？

說到蔬菜和水果的色彩，就會扯到植物營養素，或者叫植物生化素上。目前已知有幾萬種植物營養素。植物營養素對於植物來說，有些是為了驅蟲的，有些是為了防曬的，還有些不知道是幹嘛的，也許就是為了招搖吧！

植物營養素的主要特點是什麼？是這類東西不是人類維持生命所必需的營養物，不吃的話也不會出大亂子。那麼吃了會不會更好？

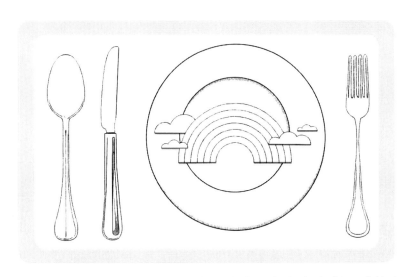

　　植物營養素最大的賣點是抗氧化物，抗氧化劑對人體健康到底是好還是壞，目前還沒有定論。那些植物營養素的補充劑並沒有任何臨床證據。這麼說吧，植物與人類有別，能幫助植物避免紫外線損傷的東西未必對人體有用。人類也不是昆蟲，能驅蟲的東西恐怕對人類無效，否則很多水果蔬菜就吃不得了。最起碼的，攝取這種東西靠吃蔬菜水果就是了，那種補充劑就不必考慮了。

　　和維他命、礦物質等營養成分一樣，食物加工和烹飪是對植物營養素最大的傷害，例外的大概只有番茄，番茄醬的茄紅素含量是生番茄的 4 倍，因此攝取大多數植物營養素最好的途徑是生吃水果蔬菜，從番茄攝取茄紅素要吃番茄醬。但是除非

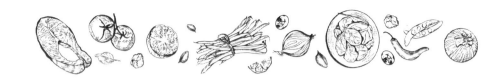

自己做番茄醬，否則會多攝取過多鹽。另外到目前為止，茄紅素的健康效益還處於徒有其表的境況。其他植物營養素的情況也差不多，這類東西到目前為止對我們最有用的有兩條，一是讓我們知道水果和蔬菜是不是成熟了，二是刺激我們的食慾。

還要生吃嗎？

水果肯定生吃了，虎老師生吃蔬菜的比例也很高，為的不是植物營養素，而是蔬菜中的正經營養成分。

水果蔬菜的紅色來自茄紅素和花青素，這兩種植物營養素的健康益處都沒有有效的證據，橘黃色來自類胡蘿蔔素，其中幾種類胡蘿蔔素可供人體轉換成維他命 A。橘紅色水果蔬菜往往富含維他命 C，含量高的比如甜椒，維他命 A 和維他命 C 是我們的餐盤裡有橘黃色和紅色蔬果的主要原因。

綠色蔬菜的好處是含有鐵，但這種鐵是非血紅素鐵，要比動物來源的鐵難以吸收，如果只從植物來源吸收鐵的話，吃的量要多一點。深綠色蔬菜還有一個好處是富含維他命 K，因此也是不可缺少的一類蔬菜。

藍色、紫色、黑色的蔬菜富含花青素，花青素的新聞度熱了幾年，沒有什麼可靠的成果，就剩下一些營養和食品專家的宣傳了。沒有必要為了花青素專門去吃藍色、紫色和黑色的蔬菜水果，這類食物因為花青素的原因被炒得很不便宜，也就是作為調劑和多樣化吧！比如在紫薯和地瓜之間，兩者其實沒有

太大的區別。

　　除了橘紅和深綠色水果蔬菜之外，其他的蔬菜比如芹菜、黃瓜、蘑菇等可以歸為一類，這樣就有三類了。如果這三類能每天都吃一點當然很好，如果做不到，就每週都吃一點。

　　另外一類是豆類，也算在蔬菜中，可以吃帶色的豆類，也可以吃豆腐（白色也是顏色對不對）。最後一類蔬菜是澱粉類，馬鈴薯和玉米，金黃色的玉米是很好的選擇。這兩類蔬菜也要每週都吃一點，這樣在水果蔬菜上，尤其是蔬菜上就均衡了。

　　每天一碟彩虹，是我們生活的一大樂趣。

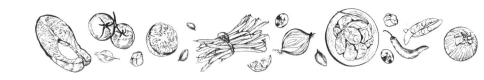

05　我吃故我在

　　食物為我們的身體提供營養，沒有食物，我們會餓成癟臭蟲而死。食物被我們從口吃進去，經過食道、胃、小腸、大腸，最後沒有吸收的部分經肛門排出，這一路就是消化道，加上肝、胰和膽囊，組成了消化系統。消化道裡寄生著許多細菌，這些腸道菌群幫助我們消化，其外還有神經和循環系統的作用。消化系統、神經、血液、激素、腸道菌一起完成了消化飲食這一複雜的任務。

　　當食物經過消化道時，和各種消化液混合，這樣大塊的食物就被分解成小分子，這些小分子被小腸壁吸收入血，不能吸收的就形成糞便。因為食物最終被分解成小分子了，所以吃什麼重點在於其所含的營養成分，而不是外形或者顏色。

　　消化系統、神經系統和循環系統的發育源於我們的基因，而腸道菌群則受後天的影響。嬰兒出生時腸道裡沒有細菌，一出生後細菌馬上開始在腸道內繁殖並在幾年內成型，然後伴隨我們一生。如同一個人的指紋，一旦形成後，飲食等外界因素就很難造成大的改變。目前發現肥胖症等受基因的影響很小，主要是腸道菌群的影響，因此想解決肥胖症的問題，很可能要

05　我吃故我在

在腸道菌群定型之前加以干預。

近年來的研究發現自然產與剖腹產、母乳餵養與配方奶餵養等因素都會影響腸道菌群的形成。最近發表的一項研究，分析了健康母親和肥胖症母親所養育嬰兒的糞便中的腸道菌群，發現影響腸道菌群定型有兩個因素，一是母乳餵養時間的長短，二是固體食物的組成。研究發現在孩子 9 個月大的時候，固體食物是腸道菌群發展的主要動力，它們決定了腸道菌群的多樣化和組成，特別是高蛋白、高纖維的食物，對腸道菌群的發展影響最大。

這個研究提醒我們，像肥胖症這類情況，不要把屎盆子扣在遺傳上，而是要從孩子會吃固體食物起，就讓他們吃健康食物，不要讓我們那些不健康的飲食習慣影響孩子的一生。

遺傳學有表觀遺傳學的理論，認為基因存在著開關，是可以被環境影響的。最近研究比較多的是代謝對基因的影響，而代謝是對不同營養成分的反應。吸收醣、胺基酸、脂肪酸、維他命等營養成分所引起的代謝反應不同，這種代謝反應的差別會不會對基因的行為產生影響？

最近發表的一項研究用酵母細胞做模型，研究代謝反應對基因的影響，結果發現 90% 的基因受代謝反應的影響，在某些情況下這種影響很強，改變細胞代謝會使得基因的行為澈底改變。

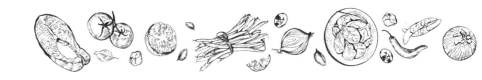

　　過去我們的認知是基因在影響食物如何被分解，這項研究則證實了反過來也成立，食物分解會影響基因的行為。

　　對於科學家來說，這個發現可以解釋為什麼癌症藥物對部分患者無效，也解釋了為什麼有些試驗結果無法被所有人重複，因為這種很小的代謝變化產生了很大的影響。

　　對於大眾來說，上述研究和近年來的其他研究改變了我們對食物的印象。食物不像原來認為的那麼被動，而是有很大的主動性。從某種意義上說，我吃故我在，吃什麼樣的食物決定我們成為怎麼樣的人。我們應該重視自己的飲食習慣，更應該把吃什麼和怎麼吃擺在健康生活的重要位置。

06　何時吃？

　　何時吃飯似乎不是一個問題，肚子餓的時候就吃嘛，可惜對於很多人來說是為了吃而吃，而不是因為餓而吃，是食癮而不是食慾在產生作用。

　　吃什麼對健康的影響是顯而易見的，什麼都不吃肯定是最不健康的，會發生餓死這種極端現象。吃的話就有吃健康食物或者吃垃圾食物之說，垃圾食物（或者叫不健康的食物）對健康的影響是多方面的，最新的一項研究則是從衰老的角度進行研究。

　　研究人員讓實驗小鼠或者吃健康食物，或者吃高脂肪食物加高糖飲料的速食，結果 3 個月後，吃速食的小鼠體重增加，脂肪量增加了 300%，主要堆積在內臟周圍。

　　吃不健康的食物讓人老得快，美女們先別花大錢買化妝品了，從改變飲食結構開始。如果一時改不了怎麼辦？研究人員讓半數吃不健康飲食的小鼠運動，發現能夠抑制這種脂肪堆積，因此得出結論，不健康的飲食和不運動讓人老得快。

　　也就是說，從吃什麼上入手、動起來。

　　僅僅是吃什麼還不夠，何時吃也很關鍵。2014 年韓國的研

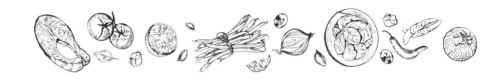

究人員進行了一項研究，對 1,620 位 47 ～ 59 歲的中年人的作息時間進行調查發現，超過 60% 的人是正常作息，30% 的人早起，只有 6% 的人是夜貓子。看看這個比例，讓不少地區的人們傻眼了。

比較早起的人和夜貓子，發現後者睡眠不好，生活習慣更不健康，比如吸菸、久坐、晚上進食等，患第二型糖尿病和代謝症候群的機會比前者多 1.7 倍，此外還有其他健康問題。

最新發表的一項研究進一步證實了什麼時候吃和吃什麼一樣重要。這是一項基礎研究，在不同時間對小鼠粒線體上百個蛋白的表現程度進行檢測，發現其中 40 幾個有其高峰期，這些就是和生理時鐘相關的蛋白。

研究人員發現這些生理時鐘蛋白多數有 4 個小時左右的高峰期，其中有一個對於消耗肝醣非常重要的酶，顯示這段時間是醣利用的最理想時間段。研究人員餵小鼠糖，測定使用率，證實這段時間確實是使用的最佳時間。與此相同，脂肪使用的最佳時間段也與相關蛋白的峰值時間段相符。

最後，研究人員對小鼠進行基因改造實驗，使得其生理時鐘不正常，發現這些蛋白就失去了峰值，糖和脂肪的使用程度也沒有峰值。

在以前的研究中，分別給小鼠在白天或者晚上餵相同熱量的食物，發現晚上餵食的小鼠，其血液膽固醇平均值低 50%，

和人相反，小鼠在夜間活躍。這項研究從機制上證明了機體對食物利用率是根據其活躍時間段區分的，也解釋了上面講的韓國的研究結果，夜貓子之所以易患糖尿病和代謝症候群，是因為夜間機體對食物的利用效率最高，使得人難以控制體重，進而導致各種健康問題。

　　宵夜儘管不是十惡不赦的，但經常在夜間進食，尤其是飲食習慣不健康的話，對健康會有很不好的影響。再加上晚睡對健康的不利影響，夜貓子就成了很不健康的生活方式。

　　也就是說，在深夜讀到虎老師這篇文章的人，如果同時在吃東西的話，值得檢討一下自己的生活習慣了。

　　虎老師您自己呢？

　　虎老師在地球的另一端，發表文章時是中午，正是吃飯的好時間。

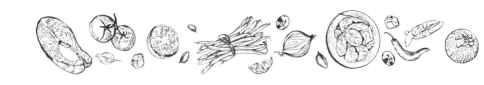

07　邊吃邊喝是好習慣，還是壞習慣？

　　前幾天有人問：「虎老師，我寶寶 14 個月，喜歡邊吃飯邊喝水，這樣是不是不好啊，怎麼糾正呢？不給她喝她就鬧。」

　　虎老師回答：「為什麼不讓孩子邊吃邊喝？不僅不是壞習慣，還算很好的飲食習慣。這孩子，我看好她。」

　　沒想到這個回答引起一些人的詫異，一種觀點被澈底顛覆的感覺。虎老師從小就邊吃飯邊喝水，如果不喝水或者其他飲料，就有些難以下嚥的感覺，到如今每頓飯必準備一杯水、牛奶或豆漿、紅酒在手上。但是娶的老婆正好相反，吃飯的時候不喝水或飲料，為這事虎老師奇怪了多少年了：妳不渴嗎？

　　誰跟你一樣那麼多事？

　　這就是飲食習慣，兒子隨我，邊吃邊喝。這不是天生的，而是從小讓我培養出來的。子女的飲食習慣來自父母，做父母的要讓他們學習自己良好的飲食習慣，不要學習自己不好的飲食習慣。在我們家，邊吃邊喝是好的飲食習慣，虎老師不吃肉是一個不太好的飲食習慣，因此我就非常注意，讓兒子從小吃飯的時候喝水，讓他吃肉。

07 邊吃邊喝是好習慣，還是壞習慣？

邊吃邊喝為什麼是好習慣？

認為吃飯的時候和剛剛吃完飯的時候喝水是不好的習慣，這是國外流行的說法，認為吃飯時喝水會稀釋胃酸，影響食物的消化。

這種說法存在著常識性的錯誤，因為如果不能邊吃邊喝的話，不僅吃飯的時候不能喝水，也不能喝酒喝湯，甚至連粥也不能喝，含水量大的食物比如水果蔬菜都要盡量避免，最後只能吃壓縮餅乾。人類和其他動物沒有這樣只啃跟石頭一樣硬的乾糧，說明這種說法是站不住腳的。

這種說法把水和食物分裂開，沒有意識到食物中本來就存在著大量的水分，在食物的處理和烹飪過程中又加入了大量的水分。

從食物消化的角度上，這種說法把人類的消化功能簡單化，認為消化只是胃酸在產生作用。其實消化包括機械（物理）作用、酶反應和化學反應等步驟。人類的消化功能經過以百萬年計的演化，根本不是喝幾杯水就能夠影響得了的。

具體到胃酸，胃酸的 pH 值 <1，比水酸十萬倍，如果要影響胃酸的 pH 值，得喝成升的水，才能出現生理學意義上的變化。請問哪個人在吃飯的時候能喝幾升水？即便這樣，也只會稍稍影響胃酸的 pH。因此，邊吃邊喝水對胃酸的影響是忽略不計的。

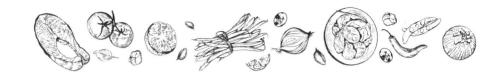

　　人體的胃部不是各位想像的有那麼一缸子胃酸存在那裡，胃酸分泌多寡取決於很多因素，例如胃部的蠕動、咀嚼食物會引起胃酸分泌增加，看到、聞到甚至想起食物時，也會導致胃酸分泌增加，又豈是一杯兩杯水可以影響的？

　　對邊吃邊喝的另外一個顧慮是喝水會影響進食，這一出發點是父母用硬塞的方式餵孩子的習慣。孩子吃飯的時候喝水的原因之一是孩子口渴，喝水是他們自然的反應。正是因為在缺水的時候不喝水而是吃飯，在從飯菜中解決缺水的同時攝取了過多的熱量，也慢慢地使得身體對渴越來越不敏感。

　　再者說不要用食物塞孩子，養胖了不是好事。

　　從這個角度來說，好的飲食習慣是吃飯前 30 分鐘先喝一杯水，這樣能夠控制體重，因為在吃飯的時候喝水有助於控制食量。

　　在邊吃邊喝上，常有醫生發表謬論。邊吃邊喝是否會稀釋胃酸？吃飯喝水對消化的影響，這些是基礎醫學問題，不是臨床經驗。不管行醫多少年，基礎知識要扎實，而且要不斷更新修正。

　　邊吃邊喝和邊吃不喝、邊喝不吃都是個人習慣，沒有什麼大道理可講。

　　飯後喝水和飯前喝水一樣，都有助於身體補水，而且還有助於消化。因為在缺水的情況下，身體會難以消化食物，吃飯

07 邊吃邊喝是好習慣，還是壞習慣？

時喝水能使得食物更容易分解。

和飲料、酒、湯、粥相比，水不含任何熱量，是最好的方式。冷水與熱水相比，更容易被胃吸收，因此在外吃飯的時候，我都會叫一杯冰水。

如果想促進消化功能的話，關鍵不在吃飯時該不該喝水，而要有一個好的飲食習慣，多吃水果蔬菜和全穀、經常運動，維持一個良好的體重。

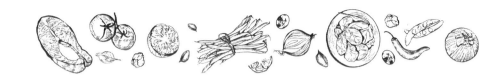

08　不可小覷的洗手

談洗手，先說最新的進展：

FDA「刀砍」抗菌洗手乳

2016 年 9 月 2 日，美國 FDA 發布了最終決定：2017 年 9 月 6 日以前，含有 19 種成分的抗菌洗手和洗身皂（乳）將這些成分去掉或者下架。

這項最終決定為自 1994 年以來 FDA 整頓抗菌洗手乳成分的行動畫上了句號。1994 年 6 月 17 日，FDA 發布擬議規範公告（Notice of Proposed Rulemaking, NPRM），開始評價該類產品的安全性和有效性；2013 年 12 月 17 日，FDA 再發 NPRM，要求廠商在一年內提供該類產品中成分長期使用的安全性和有效性資料；由於廠商在規定日期內未能提供相關成分的有效性和安全性資料，FDA 於是做出了最終決定。

這項決定只涉及抗菌洗手和洗身皂（乳），不涉及乾洗手和抗菌溼巾。

這 19 種成分是：

1.　氯氟苯胺（cloflucarban）

2. 氟沙侖（fluorosalan）
3. 六氯酚（hexachlorophene）
4. 己基間苯二酚（hexylresorcinol）
5. 碘類溶液（iodophors）
6. 十二酯硫酸銨及聚山梨醇酯－碘複合物（ammonium ether sulfate and polyoxyethylene sorbitan monolaurate-iodine complex）
7. 聚乙二醇－碘複合物（phosphate ester of alkylaryloxy polyethylene glycol-iodine complex）
8. 壬基酚聚乙二醇與碘的化合物（nonylphenoxypoly ethanoliodine）
9. 泊洛沙姆－碘複合物（poloxamer-iodine complex）
10. 5% ～ 10% 的聚維酮碘（優碘）（povidone-iodine）
11. 氯化苯甲基乙氧銨（methylbenzethonium chloride）
12. 大於 1.5% 的苯酚（phenol）
13. 小於 1.5% 的苯酚（phenol）
14. 仲戊基甲苯酚（secondary amyltricresols）
15. 羥氯生鈉（sodium oxychlorosene）
16. 三溴柳苯胺（tribromsalan）
17. 三氯卡班（triclocarban）
18. 三氯沙（triclosan）
19. 含龍膽紫、普魯黃和亮綠三種染料的臍區消毒藥

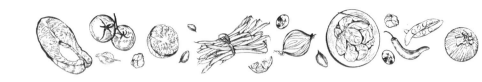

（triple dye）

還有一些殺菌成分並沒有被 FDA 評價，因為還沒有在市售洗手乳中存在，包括：

- 酒精（75% 乙醇）（ethyl alcohol）
- 苯紮銨鯨蠟醇磷酸酯鹽（benzalkonium cetyl phosphate）
- 西吡氯銨（cetylpyridinium chloride）
- 氯己定葡糖酸鹽（chlorhexidine gluconate）
- 異丙醇（isopropyl alcohol）
- 六亞甲基雙胍（polyhexamethylene biguanide）
- 水楊酸（salicylic acid）
- 茶樹精油（tea tree oil）
- 次氯酸鈉（sodium hypochlorite）
- 含鉀植物油（potassium vegetable oil solution）
- 磷酸螯合劑（phosphate sequestering agent）
- 三乙醇胺（triethanolamine）複合物。

這是美國市場的情況，按 FDA 的規定，如果這些成分出現在洗手乳中的話，FDA 就要進行安全性和有效性評價。

這次 FDA 的最終決定涉及的是注明「抗菌」的外用民生用品，但這個「抗菌」實際上是殺菌。

消毒

　　一說抗菌，很多人就聯想到抗生素上。上面說的這些成分不是抗生素，抗生素雖然也能外用，但主要是在體內殺死細菌，上面這些殺菌成分只能在體外作用，為什麼？因為毒性太大，吃進去或者注射進去的話，人和細菌一起死了。

　　人多數細菌並不頑強，很多化學物能夠輕易把它們殺死，控制細菌感染難就難在要既安全又有效。消毒的意義是不讓有害細菌進入體內，從理論上說，如果做好了防患於未然，就不必再進行身體內部的殺菌，這麼大動干戈的，但歷史告訴我們，御菌於身體之外的策略是行不通的。

　　對細菌感染之害的認識始於產褥熱。17 世紀初巴黎聖母院設立為窮人提供免費醫療服務的教會醫院，吸引了許多貧窮的產婦來這裡生孩子，由於當時對微生物毫無認識，沒有消毒概念，使得產褥熱開始流行，之後幾百年內，數不清的歐洲產婦死於產褥熱。

　　三百年過去了，少數有見識的醫生漸漸意識到是醫生的手導致產褥熱傳播，路易·巴斯德（Louis Pasteur）確定了產褥熱是細菌感染，西元 1871 年約瑟夫·李斯特（Joseph Lister）發明了用苯酚對手術室和患者傷口消毒的辦法，開始了控制感染之路。

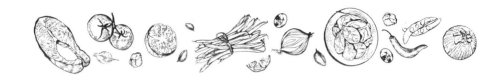

　　「一戰」期間，傷員細菌感染很嚴重，賴特團隊在英軍野戰醫院試圖採取對傷口消毒和切掉感染部位以阻斷感染的辦法來控制細菌感染，成功降低了傷員的死亡率，但還是有五分之一的傷員死亡或者終身殘廢，戰後英國幾乎每個街角都能看到缺手臂少腿的退伍軍人，以至於賴特為此發出感慨：「現代醫學的最大進展只是殺人而不是救人。」

　　賴特的手下科爾布魯克後來主管夏洛特皇后婦產醫院的產褥熱部門，這是當時最先進的產褥熱病房。此時已經了解到鏈球菌是產褥熱病原，科爾布魯克用最先進的衛生消毒手段，他親自做實驗，在手臂上塗上鏈球菌，然後使用各種殺菌劑，從而找到對鏈球菌最有效的殺菌劑，不僅在夏洛特皇后醫院用，也推廣到其他醫院，並在醫院裡建立了嚴格的消毒制度。同時對醫護人員進行檢測，排除鏈球菌攜帶者，透過這些辦法，夏洛特皇后醫院的產褥熱發生率非常低，但還是無法避免，無論他怎樣努力，鏈球菌感染還是會出現，還是有產婦死於產褥熱，科爾布魯克以預防為主的思路並不能澈底解決細菌感染。

　　直到磺胺和青黴素問世後，能夠控制體內的感染，細菌感染才得到真正的控制。

　　但是，有了抗生素，並不是說可以不洗手了。

為什麼要洗手？

如果不採取預防措施，等細菌感染出現後再用抗生素治療，一來有可能無法控制細菌感染，二來得承受抗生素大量使用的副作用，有些副作用會很嚴重。服用低劑量抗生素被證明是無效的預防細菌感染的手段，會導致細菌產生抗藥性。因此，減少細菌感染的風險依然是預防感染的最佳手段。

除了細菌感染之外，還有其他微生物感染，尤其是病毒感染。就微生物感染的比例來說，大部分是病毒感染，比如兒童呼吸道感染的 80% 是病毒感染，目前對付病毒感染並無有效的廣效性藥物，大多數病毒感染靠身體自癒，這樣就更應該以預防為主。

微生物感染的主要途徑是病從手入，是因為手接觸到物體表面的微生物，然後透過手拿食物、用手摸鼻子揉眼睛等途徑將微生物帶入體內，洗手則是除了疫苗之外最有效的預防微生物感染的手段，有一項實驗證明靠洗手能夠將流感的盛行率降低 45%。

許多人經常感冒，就是因為沒有好好洗手。

正因為洗手如此重要，才有了抗菌肥皂、洗手乳等清潔產品。

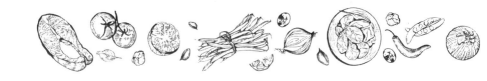

有效地洗手

洗手的目的當然是要把手上的髒東西洗掉，文明社會，人的手應該看上去乾乾淨淨的。從健康的角度則是把手上的病毒和細菌洗掉，這些微生物靠肉眼是看不見的，因此不能用看來評價，這也是為什麼大部分人洗手洗得不合格的原因。

正確洗去手上的病毒和細菌首先靠水沖，冷水和熱水的效果一樣，很多人認為熱水能殺死微生物，但那得是很燙的水，皮膚能夠承受的溫度是無法殺死大多數微生物的，熱水只是讓我們的皮膚舒服一點，反而會洗掉手上起保護作用的油脂，因此用熱水洗手是一種浪費。就和很多人吃飯前用開水或茶水燙一下餐具一樣，那種燙燙餐具的做法並不能澈底殺死所有的致病微生物。

在洗手的時候，先用水將手反覆沖溼，然後加肥皂反覆揉搓 20 秒，之後用水沖乾淨，再用乾淨的紙巾或毛巾擦乾或者風乾。

如果沒有條件洗手的話，可以用含有 60% 以上乙醇的乾洗手。

用水和肥皂就能夠有效把手洗乾淨，那些標明抗菌的洗手皂、洗手乳等能否錦上添花？長期使用會不會有安全問題？這是 FDA 從 1978 年以來一直試圖回答和解決的問題。

抗菌洗手乳的問題

抗菌洗手乳是一個成熟的市場，比如這些殺菌成分用得最廣泛的三氯沙是在 1960 年代開始使用的。

用肥皂和水洗手足以有效清除手上的微生物，也是很早就被確定的，用肥皂洗手的衛生習慣很早就建立，小時候父母就是這麼教育我洗手的。

那麼為什麼還要畫蛇添足地在肥皂或者洗手乳中添加這些殺菌成分？

因為肥皂不值錢，加了這些東西才能多賣錢。

在半個世紀以前，以抗菌為招牌還說得過去，但在近代以來就說不通了，因為現在已經清楚了，病毒感染占微生物感染的主體，三氯沙等殺菌成分對病毒的殺傷效果很弱。這就是從 1978 年以來 FDA 一直試圖整頓洗手乳市場的主要原因。

不僅如此，研究發現，抗菌洗手乳的殺菌效果也不可靠，所含的殺菌成分濃度太低，根本達不到有效濃度。因此這類產品並不比肥皂更有效。

從安全性的角度，長期使用抗菌洗手乳可能和細菌的抗藥性變異有關。

越來越多的證據顯示抗菌洗手乳無法提供任何健康益處，還有潛在的害處，FDA 又遲遲不採取最終行動，以至於相關自

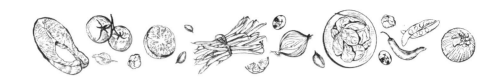

然保護組織為此狀告 FDA。終於，到 2013 年 FDA 開始行動，到 2016 年完成最終決定，從 1978 年首次試圖將三氯沙趕出洗手乳市場，到這次最終決定，經歷了 38 年。

對於 FDA 的最終決定，代表清潔產品商的美國清潔研究所發布回應：今後一年，我們將提供抗菌洗手乳的補充安全性和有效性資料。消費者可以放心繼續使用抗菌洗手乳，因為這類產品已經在數以百萬計的家庭、辦公室、學校、托兒所等使用了幾個世紀。

好一個存在即合理。

我們學到了什麼？

FDA 的這項行動，是近年來該機構少有的一項重大行動，對洗手乳業肯定是個重大打擊。而這項行動的意義也恰恰在這裡，經濟發展是很重要的，但發展經濟不是無代價的，尤其是不能以犧牲民眾健康為代價。

FDA 在抗菌洗手乳上的行動花了將近 40 年的時間，也說明保護民眾健康之難。FDA 還有很多領域需要繼續努力，比如營養補充劑市場，由於國會在利益集團的遊說下透過法案限制了 FDA 的權力，美國營養補充劑市場到了氾濫成災殃及全球的地步，在這方面還有很長很遠的路要走。

抗菌洗手乳是一個算既成事實的產業，FDA 這麼一弄，可

能會導致不少人失業。按某些人和某些機構的邏輯，抗菌洗手乳這東西就算沒有什麼效果，也沒有太多害處，至多可能增加細菌抗藥性變異，為什麼要趕盡殺絕？

沒有用的東西，就算沒有明顯的害處，也不應該繼續存在，這是對消費者負責，對全民的健康負責，這是藥品和食品監督管理部門的職責所在。FDA 之所以成為 FDA，就是在磺胺事件中粉碎了龐大的專利藥品業而名聲大噪。當時美國的專利藥品業在國民經濟中的比重很大，專利藥品業沒落後，美國的藥品業進入了良性循環。

要學會正確洗手，更要學會正確用藥，堅決反對無效的東西。

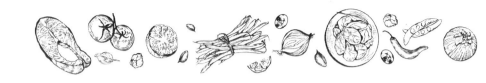

09 應不應該吃早餐？

　　有道是一日之計在於晨，早餐因此頗受國內外一些營養專家的推崇，認為早餐要好好吃，無論從健康的角度還是控制體重的角度，都要把早餐吃得精細無比。另一方面，市井之中則流傳著早餐的各種說法，只能吃這個，不能吃那個，五花八門到了數不勝數的地步。兩方面聯合起來，使得早餐已經不僅僅是一頓飯了。

　　如果不吃宵夜的話，經過一夜的空腹，十幾個小時沒吃東西，早餐是人體補充食物的關鍵時刻，所以一個較流行的說法是早餐是一天中最重要的一餐，千萬不能不吃。

　　但是，有很多人由於各種原因不吃早餐，有的是因為起晚了，有的是因為不餓，如果早餐真的很重要，吃早餐的人和不吃早餐的人起碼在某些方面能看出區別來。

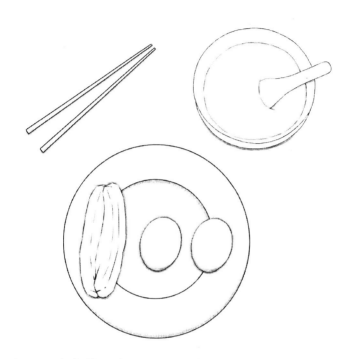

　　康乃爾大學的研究人員就是這麼想的，2013 年他們進行了兩項試驗。第一項試驗分三組，分別是不吃早餐的、吃高碳水化合物早餐的和吃高纖維早餐的，指標是這幾組人午餐的熱量，從這個設計上能看出，他們期待吃高纖維這種健康早餐者午餐熱量少，進而得出吃早餐而且吃健康早餐有助於減肥和控制體重。

　　結果您猜怎麼著？出乎意料，三組午餐熱量沒有區別。

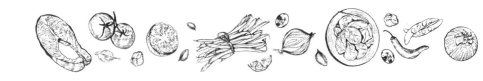

　　第二項試驗是不吃早餐和吃正常碳水化合物早餐兩組對比，發現不吃早餐組中午確實吃得多，平均多 144 大卡。

　　看，專家說對了吧！不吃早餐導致午餐吃得多，長期這樣，會成大胖子的。

　　等等，吃正常碳水化合物早餐組早餐吃了多少熱量？624 大卡。把全天的總熱量全算進去了，不吃早餐組反而少吃了 408 大卡。

　　適得其反呀，研究人員最後是這樣說的：對於某些成年人來說，不吃早餐也許是減少熱量攝取的一個有效辦法。

　　2014 年的一項研究則找來 300 多位過重或者肥胖者，分成三組，一組是對照，習慣照舊。一組吃早餐，還有一組不吃早餐。然後記錄體重，試驗進行了 16 週，可把不吃早餐的胖子難為到家了，天天上午餓得要命。結果發現：吃早餐並不能減肥。

　　還有其他幾個試驗也得出類似的結果，這些試驗推翻了早餐是一天中最重要的一餐的說法。

　　關於早餐與體重的研究還有一些，結論與上面的相反，吃早餐者更能夠減肥。這種不一致性正說明要考慮的是每一天食物的攝取量，而不是每一餐的攝取量。有些人，早餐有助於控制其飢餓程度，而對於另外一些人，早餐只不過是多吃了不少食物。

　　早上起來餓，就吃早餐，早上起來不餓，就不吃。不要因

為早餐重要而硬塞，那樣的話每天多吃那盤食物，累積起來，你身體的一些地方會多出不少肥肉。

　　至於早餐吃什麼，也是同樣的道理，其他幾餐吃什麼，早餐也應該吃什麼。每一餐都應該吃健康飲食，而不是只有一餐或兩餐吃健康飲食。

　　吃早餐不是壞事，看到一些人絞盡腦汁地把所有健康因素都包含在早餐裡，恨不得天天早餐百分之百符合膳食健康標準，這麼把早餐神聖化毫無必要，不過是一頓飯而已，過於求全必不能長久。健康之路是全天候、長期的，重點在於堅持。不能堅持，一時性的東西，再健康也是徒勞。

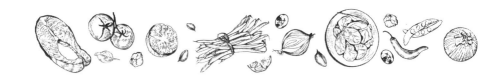

10　宵夜

　　這篇寫點正面的，比如怎麼吃才健康。常貼一日三餐的照片，也常有人說道，這日子可怎麼過得下去呀？更多人非常感動，一看到新文章發表了，就說：虎老師你不睡覺呀？

　　我真想睡，不過是午覺。虎老師過的是美國時間，中午發文非常方便，要是天天零點 po 吃的圖片，那些晚睡的、熬夜的、失眠的、起來餵孩子的，以及不知什麼原因看到的人們就會很憤慨，因為俗話說馬無夜草不肥，吃宵夜必增肥。

　　於是，減肥的、控制體重的、有健康意識的人像信徒一般，堅持不吃宵夜。很多專家的建議也是吃完食物 4 個小時再上床睡覺，這要是半夜沒忍住吃點什麼，得熬到破曉時分了。

　　這個不吃宵夜是針對正常起居的人，那些晝夜顛倒的還是要吃的。那天老婆看著節目很感慨：你看這些歌星真不容易，經常熬夜排練。

　　妳以為都跟妳我似的白天上班？這幫人白天睡大覺，只有晚上才工作。

　　還是說我們這些正常人吧！吃宵夜的問題在於吃完了不活動，躺在床上養肉，因此專家的建議不僅僅是吃完了待幾個鐘

10 宵夜

頭再睡覺，而且還要適當活動一下。但是，世界上不少地區的人們晚餐吃得很晚，九點、十點都有，吃完了就睡了，這些地區人們的肥胖率並不高。

吃宵夜增肥並沒有可信的流行病學和臨床證據，只是推理和觀察。確實有很多肥胖的人吃宵夜，但這些人一天到晚吃個不停，肥胖是因為總體上吃得過多，和吃不吃宵夜關係不大。對於一般人來說，關鍵不在於吃不吃，而在於吃什麼。

很多人吃宵夜，往往吃冰淇淋等甜食，或者垃圾食物，很少有人晚上餓了吃個沙拉或者啃個蘋果，這才是問題的關鍵，是因為吃得不健康，而不是因為在睡覺以前吃。

睡覺並不像很多人想像的那樣一旦熟睡就什麼都不消耗，睡覺同樣消耗熱量，只不過速度慢很多，所以不少人臨睡前不吃點什麼就睡不好。尤其是晚飯吃得比較早，或者晚飯後活動量較大的人，經常像非洲難民那樣飢腸轆轆地入睡，就靠著生活習慣健康、體重會很好控制的信念撐著。

這樣一來可能導致血糖過低，從預防糖尿病的角度，應該保持血糖穩定。早上血糖過低還會讓人感到呆滯、不願意起床；在晚上則會讓人睡不好、容易醒來。

臨睡前吃東西，從好的角度來看，可以提供睡眠期間的熱量並穩定血糖；從壞的角度來看，會刺激飢餓激素，讓身體儲存脂肪。所以要選擇好吃什麼，既提供了熱量，又在身體需要

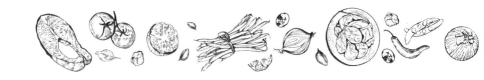

儲存脂肪的時候無法從食物中獲取足夠的熱量。

冰淇淋、甜點、洋芋片、油炸的東西、肉類等熱量太高，也太容易被消化，要避免。應該選擇那些熱量不高、被身體吸收速度慢的食物，比如全麥麵包、玉米、水果、蔬菜，這樣血糖穩定了、不覺得餓了，睡眠的品質也提高了，生活的品質也會比餓肚子上床時高多了。

但是，如果晚上吃很多，達到 25% 的日攝取量就要小心了，這種情況叫夜間進食症候群，1% ～ 2% 的人有這毛病，包括半夜醒來吃東西，而且往往吃得非常不健康，導致體重增加或肥胖，占肥胖症患者的 10%。造成這個問題的原因還不清楚，可能是基因變異引起的，存在這種情況要考慮接受治療。

還餓著肚子讀虎老師文章的人，看看家裡有什麼水果蔬菜可以吃的。

11 如何做到低鹽飲食？

改變飲食習慣，少吃糖容易，少吃鹽難，所謂清淡，不僅僅是人們認為的少吃油膩，更應該是少吃糖和鹽。

我們的身體需要鹽，但攝取過多的鹽會損害血管，還和高血壓、骨質疏鬆等許多問題有關，尤其是已經有高血壓的人，低鹽飲食對其很有益處。

高血壓患者很多，頭痛的人也很多，全球範圍頭痛的人高達 46%。一直認為高血壓和一部分頭痛有關，2014 年約翰·霍普金斯大學的研究人員做了一項試驗，讓受試者分成幾組，分別吃不同的飲食 30 天，結果發現每天吃含 8 克鹽飲食的人比吃含 4 克鹽飲食的人，頭痛多三分之一。不管是吃傳統的西餐，還是吃控制高血壓的得舒飲食（Dietary Approaches to Stop Hypertension, DASH）都一樣，鹽是一個獨立的影響因素。

這個結果和一向認為的多吃水果蔬菜、多攝取鉀、少吃飽和脂肪酸能夠預防頭痛的觀點相違背，而是建議吃低鹽飲食的話，有可能避免一部分頭痛。

常常受頭痛困擾的，不管是偏頭痛、緊張型頭痛，還是性交後頭痛，都試試吃低鹽飲食，即便沒有效，也會有很多健康

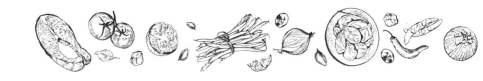

方面的益處。

高鹽飲食還會對肝造成損傷，不僅有流行病學觀察資料，最近在試驗動物模型上也得到證實。

鹽要少吃，但太少也不成，會增加心臟病、腦中風和死亡的風險。

對於鹽攝取量的建議一直在下調，美國心臟學會對於不管有病沒病的人，都推薦每天吃 1,500 毫克鈉，相當於 3.75 克鹽，但是美國人每天平均吃 3,400 毫克的鈉，為推薦量的 227%。臺灣的情況類似，官方建議每天吃 2,400 毫克鈉，即 6 克鹽，實際上平均攝取 4,494 毫克鈉，也是每日鈉建議攝取量的 1.9 倍。

攝取過量鹽的最大原因是因為我們吃的 75% 的鹽不是炒菜時放進去的，而是餐廳的廚師放進去的，以及加工食品裡面的。美國心臟協會為此列出六大「鹹」：

麵點。麵包吃起來不覺得鹹，其實含鹽不少，有些麵包每片含有 230 毫克鈉，相當於日攝取量的 15%，所以常吃麵包和麵點的要自己做。

燻肉。這種東西其實和酸菜沒什麼區別，鹽是用來做保護劑的，而且吃起來有味道。在美國超市裡一份火雞肉所含的鈉為 1,050 毫克，兩片麵包一夾，一天的鹽推薦量就達標了，剩下的兩餐肯定就超標了。

披薩。每一片含 760 毫克鈉，兩片正好湊夠一天的

11 如何做到低鹽飲食？

鹽推薦量。

雞肉。製成的雞肉裡面鹽很多，列出雞肉是因為人們為了健康，捨棄牛肉、豬肉而吃雞肉，沒想到還有很多鹽。

湯。一碗裡面含有 1,000 毫克鈉是常有的事，就算每天只喝一碗，也占去了日推薦量的一半以上。

三明治。各種三明治，如果料加齊了，含鈉可高達 1,500 毫克，正好相當於每天的攝取量。

這是美國的情況，臺灣的大「鹹」就更多了，酸菜就是一種，這是過去食物缺乏，下飯用的，到了現在就是垃圾食品，所以健康飲食習慣要從不吃酸菜開始，就算喝粥吧，空口喝試試，別有滋味，甚至更舒服。

用鹽的地方往往來自習慣，比如虎老師從小吃水煮蛋要蘸醬油，老婆則是直接吃。效仿她這麼吃，多吃幾次，也就習慣了。

女孩子更應該吃低鹽飲食，因為關乎形象。吃太多的鹽會導致臉部、眼部和手指浮腫，好看不好看還用我提醒嗎？還有，美國心臟學會做了一項調查，75% 的人吃完高鹽飲食後，感覺褲子變緊。不久前兩項研究證實了這一點，發現多加鹽導致高脂肪過量攝取，從而導致體重增加。

減鹽吧。

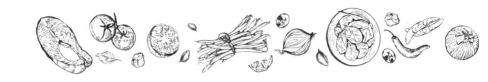

12　能不能開心地吃雞蛋？

最近美國雞蛋非常便宜，倉儲式量販店 Costco 出售的 90
顆雞蛋的大包裝比一顆大西瓜還便宜，可樂壞了虎老師這個無
蛋不歡的，開篇重寫雞蛋。

母雞有覺悟

雞蛋是母雞下的蛋，這就扯到一個哲學話題了，先有雞還
是先有蛋？目前看來，雞從野雞變成家雞，不是把野雞逮來馴
化出來的，而是把母野雞的蛋從野外偷回來，孵化出來的。做
這件事的是西元前 7500 年的南亞人和印度人，那些孵不出小雞
的蛋大概就被他們吃了，這樣就開始了近九千年的吃雞蛋歷史。

從數千年前開始，人類養雞吃肉的同時也養雞下蛋，雞蛋
成為人類的一個重要的食物，到了今天，全球雞蛋年產 7,000
萬噸左右，其中三分之一是在中國下的蛋。其次是美國，雖然
產量只有中國的四分之一，但出口占世界首位，平均每個美國
人出口 256 顆雞蛋。

雞蛋是動物來源的食物，但和牛奶一樣，屬於同類食物中
的小清新。吃素的人往往吃蛋，除非吃純素，於是雞蛋是非純

12 能不能開心地吃雞蛋？

素素食者的重要營養來源，魚蛋素、蛋奶素，都有個蛋字。

有人問：素食好不好？

很多情況下，素食是出於健康考量之外的其他原因。就拿虎老師來說，像個十世高僧轉世似的，一生下來就不吃肉，什麼肉都不吃。可把爸媽擔心死了，最後想出一個辦法——靠雞蛋養大吧！養成酷愛雞蛋，每頓飯沒有雞蛋的話就吃不下飯，雞蛋的各種做法都快學全了，一頓吃十顆八顆的不在話下。

如果從健康的角度，純素並非健康之路，應該葷素都吃，多素少葷，於是虎老師就從胎裡素變成蛋奶素，然後變成魚蛋奶素，最後變成少葷多素。

雞蛋很有營養，一顆雞蛋含熱量約 70 大卡，吃幾顆雞蛋沒有多少熱量。

雞蛋是最便宜的優秀蛋白質來源，一顆雞蛋含蛋白質 6.3 克，占雞蛋的 12.6%，含有所有的必需胺基酸，靠吃雞蛋是能夠滿足蛋白質需求的。

一顆雞蛋含脂肪 5.3 克，其中飽和脂肪酸 1.6 克。這些脂肪占雞蛋的 9%，按比例 38% 是單元不飽和脂肪酸，16% 為多元不飽和脂肪酸，飽和脂肪酸只占 28%，因此屬於很健康的脂肪。這些脂肪集中在蛋黃中，如果不希望吃脂肪的話，把蛋黃丟了就是了。

雞蛋富含二十二碳六烯酸（DHA），為不能吃魚或者不能

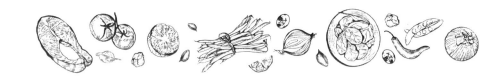

多吃魚的人提供了一個替代途徑。

雞蛋還含有鐵，維他命 A、D、E、B2、B5、B12，生物素、葉酸、硒、碘、磷、葉黃素和玉米黃素、膽鹼等營養成分。

說起營養，美國農業部每隔十年要檢查一次美國產雞蛋的營養成分。2011 年和 2002 年的檢驗結果相比，讓美國農業部很高興，宣布：好消息，在雞農和母雞的共同努力下，美國母雞下的蛋越來越健康了。

首先，雞蛋中的維他命 D 含量升高，從 2012 年的 18 國際單位升高到 41 國際單位，增加了 64%。農業部將這個政績歸功於雞農，因為農民在雞飼料中添加了維他命 D。雖說人體吸收維他命 D 主要靠晒太陽時自己將皮下脂肪轉換，但透過吃雞蛋補維他命 D 不是壞事。

其次，雞蛋中的膽固醇含量少了，從 2002 年的 212 毫克減低到 185 毫克，減少了 14%。

膽固醇高指標是心臟病的一大元兇。膽固醇是形成細胞、合成某些激素和維他命 D 所必需的成分，人類能夠自己合成出足夠的膽固醇，完全不需要從食物中額外吸收膽固醇。但動物也和人類一樣，能自身合成膽固醇，因此動物來源的食物都含膽固醇。

雞蛋裡膽固醇少了這個政績，農業部的官老爺想來想去，說雞在下蛋時偷工減料吧，可是美製雞蛋的熱量和蛋白質含量

沒有改變，因此只能歸功於過去八年多來美國的母雞們積極響應衛生部門嚴格控制膽固醇的建議。

說到這個母雞有覺悟，我們就涉及了吃蛋的敏感話題了：膽固醇。

到底能不能開心地吃蛋？

吃蛋不好的原罪是因為蛋中含有很高的膽固醇。為了控制膽固醇指標，以前官方的建議是健康者每天的攝取量不能超過300 毫克，有心臟病、糖尿病和高膽固醇者為 200 毫克。吃一顆雞蛋就到了一天的限量了，更不要說其他食物中的膽固醇，這就是吃蛋壞處的來歷。

但是，雞蛋是人類的主要食物之一，煮、蒸、炒，做湯和糕點，以及生吃，從食譜中排除雞蛋非常難，所以專家們就制定了從一週四顆到一天一顆雞蛋的標準，上限是健康人，下限是高危族群。

好在雞蛋和瘦肉不同，膽固醇都在蛋黃中，光吃蛋白的話就不會攝取膽固醇，因此專家呼籲只吃蛋白。可是蛋黃還有其他營養，加上用途廣泛，棄之真是很可惜。人體能自己產生膽固醇，那麼血液中的膽固醇主要是身體自己生產的，還是吃進去的？

人體自己能生成所需的 75% 的膽固醇，需要從食物中攝取

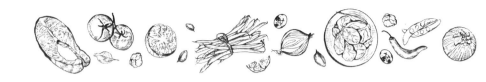

的只有 25%。對於食物中的膽固醇對血液膽固醇指標的影響，專家們講得頭頭是道，但絕大多數都沒有給出處，相互矛盾之後也不知道誰對。這是因為關於膽固醇與心臟病的關聯性屬於沒有最後定論的東西，近年來新的結果不斷出現，修正或推翻了一些現有的理論，同時也帶來更多的不確定，專家們哪裡有工夫去追蹤，因此造成了脫節。

看起來不是難事，做個雙盲隨機試驗就成了。可惜含膽固醇的食物太多，加上人體生產膽固醇的個體差異無法控制，很難落實。但辦法不是沒有，可以進行流行病學調查。

不研究不知道，一研究嚇一跳，認為吃雞蛋導致血膽固醇增高是沒有排除飽和脂肪酸的因素，把兩種東西分開研究，就發現誰在做壞事了。

自 1985 年以來，有 200 多項相關研究，證實了一點：食物中動物來源的飽和脂肪酸、人為改造的反式脂肪要比食物中的膽固醇更能提高血液膽固醇指標。也就是說首先要少吃肉、不吃含反式脂肪的食物，而控制食物中的膽固醇含量則在其次。

原來認為吃雞蛋只提升低密度脂蛋白（也就是壞膽固醇）的平均值，後來發現能夠同時提升高密度脂蛋白（也就是好膽固醇）的平均值，這樣一來就正負相互抵消，而且吃雞蛋造成血膽固醇升高的比例很小。

現在的態度是先控制動物來源的飽和脂肪酸和反式脂肪，

12　能不能開心地吃雞蛋？

膽固醇每日 300 毫克的限制取消。但一顆雞蛋有 1.6 克飽和脂肪酸，每天攝取飽和脂肪酸的量應該占總熱量攝取的 10%，按 2,000 大卡日攝取量的話，就是大約 20 克，除非真的蛋素，或者只喝脫脂奶的蛋奶素，可以放開吃雞蛋，否則也吃不了多少蛋。

繼續研究下去，發現最新推薦還是站不住腳。例如索馬利亞有個部落，只喝駱駝奶，每天喝一加侖半，相當於一磅奶油，按理說這個部落的人的血膽固醇指標應該極高，沒想到比西方人低多了。專家們，打臉了吧？

專家說知道什麼叫演化論嗎？這是因為他們祖祖輩輩喝駱駝奶喝適應了，他們的身體可能對食物中膽固醇吸收能力不足，或者對食物中膽固醇消化能力強，這是適者生存的一個表現。

光說沒有用，驗證一下吧。到奈洛比找了 26 位進城很久的該部落索馬利亞人，他們早就不喝駱駝奶了，改吃各種食物，他們的動物脂肪攝取量要比老家的人低多了，按身體功能適應的理論，這些人的血膽固醇指標應該更低，誰想到一查，居然比喝駱駝奶為生的人要高 25%。

另外一項研究給出了可能的解釋，這項研究發現，從食物中吸收的膽固醇越多，身體自己產生的膽固醇就越少。

這才是我們身體的調控功能。

進一步研究，發現吃肉會增加血膽固醇指標的說法也沒有

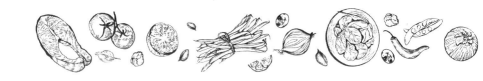

根據。如果吃肉增加膽固醇指標的話，少吃肉就能夠控制膽固醇指標，但是十幾項多吃菜少吃肉的試驗結果發現，雖然能降低血膽固醇，但降低的程度有限，在 0%～4% 的範圍內。如果採用更嚴格的飲食控制的話，還能多降低點，可是那類飲食不是一般人能接受的。

對於一些非洲人來說，蔬菜水果是給牛吃的，他們只吃肉、喝牛奶，這些人的膽固醇指標都在正常標準之內。世界其他地區的調查結果也一致，尤其是在美國進行的幾項設計完善的調查，比如在密西根州一個小鎮進行的 2,000 人參加的調查，將 3,500 種食物列表，參加者按血膽固醇指標分成高、中、低三組，發現在飲食習慣上沒有明顯的區別，比如低膽固醇組的人脂肪攝取量和高膽固醇組一樣。

再進一步研究，發現高膽固醇和心臟病的關係也不十分可靠，儘管有諸多證據支持高膽固醇是心臟病的危險因素之一，也有些證據不支持這一點，於是經過幾十年的研究，雞蛋的膽固醇問題成了模糊數學了。

怎麼辦？

放心吃蛋吧。

但是有人偏偏不讓你放心吃蛋。

12 能不能開心地吃雞蛋？

細數吃蛋的風險

2012 年 8 月，有史以來對雞蛋最不好的消息出現了：吃蛋黃如同吸菸！

這是加拿大的一個研究，對 1,200 多名有心臟病危險因素的老人進行了問卷調查，然後用超音波檢查動脈硬化，發現每年吃 200 顆以上蛋黃的人動脈硬化程度達到吸菸者的三分之二，而且蛋黃吃越多，動脈硬化越多。

研究結果一發布，養雞生蛋的人基本要絕望了，先不說吃雞蛋到底會不會造成心臟病，再多兩個這樣的報導，我們就要得心臟病了。

這種駭人聽聞的消息一出，馬上引起注意，各路神仙紛紛出馬，一起把企圖靠這個研究一鳴驚人的傢伙踩倒在地。

加拿大這個實驗，吃多少蛋黃就憑老頭子老太太們說，而且就問了一次。不要說平均年齡 62 歲的人了，就是你我，記得住去年一共吃了多少蛋黃嗎？最多記住上星期吃了幾顆，研究人員就根據這個情報乘以 52 得出了上述答案，嚴格一點的話應該多問幾次，回答一致的才算數。

其次，吃蛋黃和抽菸不一樣，吃煮的和吃炒的相比也不一樣，如果吃和奶油一起炒的就不知道是蛋黃不好還是奶油不好了，另外還有吃多少肉的因素。

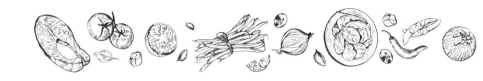

再次，導致動脈硬化的原因很多，比如是否運動、是否飲酒，還有其他心臟病的因素比如高血壓，這個研究一概不管不問，此外是否吃降膽固醇藥，他們也不問，這些都會產生影響。

最後，這個研究的抽樣已經有了局限性，還只檢查了動脈硬化，這些參加者裡面沒一個得心臟病的，用動脈硬化作為指標並不恰當。

這個華而不實的研究不算數，吃雞蛋究竟有什麼不好？

不好還是有的。

首先是細菌。雞蛋的殼上有毛孔的，細菌會進來，比如沙門氏菌等。細菌汙染雞蛋的途徑一是下蛋的時候，因為雞屎也是從一個道出來的，雞屎中的細菌會沾在蛋上。二是運輸和儲存過程中的汙染。此外還有一個途徑，如果雞生殖系統有細菌感染的話，在蛋未成型時細菌就已經在裡面了。

在美國，雞蛋在加工廠裡會有一道消毒的程序，將雞蛋快速升溫，以殺死細菌，這樣不會導致雞蛋被煮熟或者改變味道，可以殺死蛋裡面或殼上的細菌。但是在之後的運輸和儲存過程中還是有被汙染的可能。

洗雞蛋是不推薦的，因為水或者消毒液會透過毛孔進入內部，也會損害蛋殼的保護層。能做的是事先檢查有沒有破損，然後將完整的雞蛋保存在冰箱裡，這樣細菌就不容易經過毛孔進入雞蛋內部，保存時間不要超過一個月。

12　能不能開心地吃雞蛋？

　　檢測雞蛋好壞的辦法主要靠打開後聞味道，如果味道不對就丟了。新鮮的雞蛋會沉到水裡，不新鮮的或者壞了的雞蛋會浮在水面上，這種辦法只能辨別是否新鮮。

　　所以雞蛋不僅不要生吃，而且要煮熟，不要半生不熟的吃。

　　其次是過敏。雞蛋過敏是常見的食物過敏之一，很多小時候對雞蛋過敏的人長大後會好轉甚至克服。如果孩子對雞蛋過敏的話，唯一的辦法是避免，不僅要避免雞蛋，還要避免有雞蛋成分的食物，母乳餵養者母親也不要吃雞蛋。

　　少數疫苗含有雞蛋蛋白，也許會引起反應。其中「麻疹腮腺炎德國麻疹混合疫苗」通常不會引起過敏反應，流感疫苗可能引起部分雞蛋過敏者出現反應，不含雞蛋蛋白的流感疫苗目前只批准 18 歲以上者接種，黃熱病疫苗會引起部分雞蛋過敏者出現反應。其他疫苗都是安全的。

一般雞蛋和土雞蛋

　　除了雞蛋之外，還有鴨蛋。鴨蛋比雞蛋大顆，含有更多的蛋白質，但也含有更多的脂肪，因此不如雞蛋健康。

　　雞蛋與雞蛋之間也有差別，主要的差別是顏色上，有白色的雞蛋和褐色的雞蛋。

　　話說某日在 Costco 裡採購，老婆突然很感慨：「你看看那兩個人真有錢，買的是紅皮蛋。」

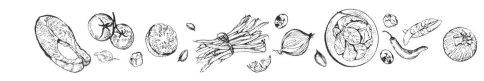

「那不叫有錢，我跟妳說，紅皮蛋和白皮蛋的區別是……」

「停，你這隨時隨地科普的毛病什麼時候改改？」

「這話說的——我還沒收妳錢呢！」

老婆的邏輯是基於俗稱紅皮蛋的褐色雞蛋比白皮蛋貴很多，另外還有一個褐色代表健康的印象，買米的時候糙米比白米貴好多，我家就買糙米，全麥粉也是褐色的，於是就認為同樣被稱為「Brown」的雞蛋同樣健康。

Brown Egg 的 Brown 不等於 Brown Rice，而等於 Brown Sugar。這個褐色說的是來源或製備方法，和其營養無關，就和紅糖與白糖一樣。

從營養的角度，如果飼料一樣的話，兩種雞蛋的營養是一樣的，做出來的味道也沒有顯著的區別。這兩種雞蛋並非在生產過程有什麼區別，而是因為是不同的雞下的。其實全麥粉也有白色的，同樣是因為來自不同的麥子，可是人們覺得全麥粉就應該是帶色的，白色的全麥粉沒有什麼市場。

有一種說法褐色雞蛋的殼硬，這是不正確的，殼的軟硬取決於雞的歲數，年輕的雞下硬殼蛋。

有一種說法褐色雞蛋的蛋黃顏色深，同樣不正確，蛋黃的顏色取決於雞吃什麼，玉米吃多了，蛋黃的顏色就深，和蛋殼的顏色無關。

那麼為什麼褐色雞蛋那麼貴？說得出口的原因是成本高，

12 能不能開心地吃雞蛋？

因為褐色雞蛋往往比白色雞蛋大，為了下這種蛋就要餵得多。說不出口的原因是因為大眾認可褐色雞蛋健康，所以就可以要價高。歐洲因為主觀性太強的顧客太多，所以白皮蛋沒人買，導致市場裡只有褐皮蛋，結果是什麼？老百姓的買蛋錢高於美國人。

因此，蛋健康看的不是蛋殼的顏色，而是雞吃什麼。雞飼料裡面 Omega-3、維他命 D 之類的添加了，蛋裡面相應的成分才會高。

這便說到很多人問的土雞蛋好不好的問題。

養雞有用籠子養的，有圈起來讓雞自由走動養的，還有散養的，經過兩年的研究，發現籠子養的和非籠子養的雞，下的蛋在營養上沒有區別。至於有機雞蛋，更是騙錢的噱頭。

首先，從安全上，大規模工業化養的雞下的蛋，有消毒步驟，細菌感染的可能性遠低於土雞蛋。

其次，從營養的角度來看，飼料的營養成分遠強於在戶外吃點這吃點那，偶爾開葷吃幾隻小蟲子。飼料中的營養添加增加了雞蛋中的營養成分，而不是自己覓食就能增加雞蛋中的營養成分，究竟什麼邏輯讓人相信在地裡挖幾隻小蟲子吃進去就能下出營養豐富的蛋？

如果土雞蛋很便宜還可以考慮，如果和其他雞蛋同價甚至貴很多，就不要繳這種智商稅了。

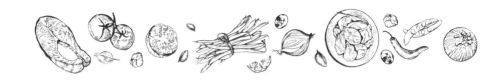

13 吃優格能預防糖尿病、高血壓？

　　優格是乳糖發酵形成的乳製品，用於製作優格的菌種以保加利亞乳桿菌、嗜熱鏈球菌為主，通常把奶加熱到 85℃ 使得蛋白變性，然後冷卻到 45℃，加入細菌培養物，混合後發酵4～7 小時。

　　很多專家提倡吃優格，優格是否健康在於吃哪種優格。優格的種類很多，在選擇的時候有以下幾點：

　　脂肪。優格的脂肪取決於做優格用的是什麼牛奶：如果用全脂奶的話，100 克優格含 2 克脂肪；如果用低脂奶的話，100克優格含 1 克脂肪，這就是低脂優格；如果用脫脂奶做的，就是不含脂肪的脫脂優格。如果希望少攝取脂肪和熱量的話，可以選低脂或無脂優格。整體而言，優格的脂肪不高。

　　蛋白。普通優格 100 克含 6 克蛋白，希臘優格 100 克含 10克蛋白，這種優格是攝取蛋白的好途徑，而且也有低脂和無脂的希臘優格。但相比之下希臘優格的鈣含量低於普通優格。

　　糖。乳糖也是糖，但市售的優格中添加糖的品項很多，尤其是水果優格和霜凍優格。水果優格打著水果健康的旗號，很

13　吃優格能預防糖尿病、高血壓？

多不是真正的水果，即便是也添加了太多的糖。真想健康的話，洗點水果切好了，自己加進優格裡就是了。至於霜凍優格，則和冰淇淋相差無幾。還有一種加了一層麥片之類的優格，那一層其實大部分是糖加優格粉，不如自己買來麥片，和優格一起吃就是了。

　　活菌。一些優格標榜活菌，有活菌的意思是你吃優格的時候吃進益生菌。這裡面有好幾個細節：益生菌是不是靠如此吃進去尚無定論；優格含的保加利亞乳桿菌和嗜熱鏈球菌的有益效果也未可知；含量究竟多少？有多少吃進去能存活更不知道；很多標著活菌的優格還含有其他細菌，那些菌株未必能叫益生菌；不管含多少種、多大量，和腸道菌群相比也是小巫見大巫，能有多大效果存疑。所以如果價錢差不多，買活菌優格也可以，如果價格差距太大就沒必要了，重要的是上述幾個指標，尤其是糖的含量。

　　亞裔乳糖不耐症的比例高，但乳糖不耐症者往往能吃優格，因為大部分乳糖已經發酵了，所以優格是眾多乳糖不耐症者食用乳製品的最佳途徑。

　　一年多以前有一項研究，對哈佛健康研究的資料進行分析，發現多攝取優格能降低罹患第二型糖尿病的風險，每天吃 28 克優格可以將患糖尿病的風險降低 18%。為什麼呢？研究人員認為有可能是乳製品中鈣和鎂的作用，也有可能是益生菌的效果，

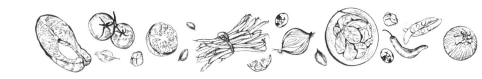

所以建議做臨床試驗，看看是不是真有效。

　　也許最後發現，其實是因為健康的人吃優格的比例高吧。

　　最近的一項研究發現每週吃 5 份以上優格的女性，比基本不吃優格的女性，患高血壓的風險低 20%，如果吃健康飲食的同時再吃這麼多優格的話，患高血壓的風險會降低 31%。

　　這項研究說明優格可以作為健康飲食的一部分，和其他健康的飲食和生活習慣結合起來，可能對健康有好處。

14　牛初乳沒有那麼神奇

　　初乳是哺乳動物臨產前開始分泌的乳汁，這種乳汁和之後分泌的乳汁的區別在於含有很高濃度的抗體、高蛋白、低脂肪。這樣的初乳可以為剛剛出生的小動物提供被動免疫（因為其免疫系統還沒有發育好），此外因為新生動物的消化系統沒有發育好，不能消化太多的脂肪。

　　人類是哺乳動物，有初乳。人初乳還有通便的功能，促使新生兒第一次排便，因為新生兒肚子裡有很多死紅血球形成的膽紅素，將之排出體外可以預防黃疸。初乳的成分還可以刺激腸道益生菌的形成。初乳的功效是提倡母乳餵養的原因之一。

　　人類孕婦的抗體可以透過胎盤傳給胎兒，能夠為胎兒提供很大程度的被動免疫，這就是為什麼孕婦即便要臨產了也應該接種流感疫苗的原因，因為胎兒要等到 6 個月時免疫系統發育後才能接種流感疫苗，母親的抗體可以讓新生兒對流感病毒有一定的抵抗力。但飼養動物母親的抗體不能透過胎盤，這樣一來新生動物的被動免疫主要仰仗初乳，這些動物的初乳裡的抗體更多，量也大。

　　牛初乳是一些地區的傳統食物，將之製成奶酪以食用。

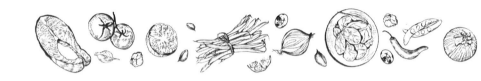

近年來膳食補充劑裡面也出現了牛初乳，主要的賣點是牛初乳裡面有很高的抗體，比牛奶多上百倍，吃牛初乳可以獲得被動免疫。

但是，迄今為止的研究結果趨向於否定。從理論上，牛初乳是適合牛胃消化的，很難被人類消化系統吸收。而且這種抗體是預防小牛得病的，和人類致病原的交叉性很小。

牛初乳用於嬰兒餵養是和 1970 年代母乳餵養復興一起出現的，經過幾十年，在西方已經不再流行了。牛初乳對嬰兒的免疫功能沒有多大效果，母乳提供的被動免疫足夠了，不要再花冤枉錢。牛初乳的另外一個用途是運動員用來提高成績。

上面說的是普通的牛初乳，還有一種專門用來生產抗體的牛初乳，這是透過給牛注射人類疫苗，促使母牛產生抗體，這樣產生的牛初乳就含有可以供人類使用的高濃度的抗體，可以提供給那些因免疫功能低下而無法透過疫苗獲得免疫的人使用，比如愛滋病患者。

對於普通民眾來說，市場上那些價格昂貴的初乳產品，不管是藥片還是其他形式，通通不要買。

15　拒絕未消毒的牛奶

收到一封私訊，問：喝從酪農那裡買來的鮮奶要不要煮沸？我的回答是：要。還有一封信說美國兒科學會（American Academy of Pediatrics, AAP）不建議喝煮沸牛奶的，而且諮詢了某位科普達人，也是這樣回答的。

我沒有查到 AAP 不建議喝煮沸牛奶的建議，但查到 2015 年 1 月 AAP 關於婦女兒童喝殺菌乳（pasteurized milk）的緊急呼籲。

這才是問題的關鍵。

Pasteurized milk 這個名稱來自科學巨匠路易·巴斯德，他在西元 1864 年發明了高溫消毒法，可以非常有效地殺死食物中的致病微生物，這種方法後來被用在消毒牛奶上，因為既有效又方便而被沿用至今，通常的做法是在 72℃ 下加熱 15 秒，然後馬上冷卻到 10℃，以保證牛奶的品質。

在不少人眼中，生乳是天然食品，殺菌乳是加工食品，根據一些人的理論，天然食品比加工食品健康，尤其是出自小農場小牛棚的所謂有機牛奶，就更健康了。

有證據嗎？

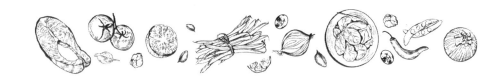

　　牛奶消毒是食品安全和公共衛生領域的最為有效的干預行動之一，以美國紐約市為例，西元 1885 年新生兒死亡率是 0.00273%，1915 年下降到 0.00093%，一個主要原因是全市牛奶消毒率達 94%。1950 年代，牛奶消毒在全美廣泛推廣之後，因為飲用未消毒牛奶所導致的傳染病大幅度下降。時至今日，這類疾病已經很罕見了。

　　但是在全球範圍，還有許多地區的人們飲用生乳（raw milk，未消毒的牛奶）。近年來，在已開發國家也出現了吃生乳及生乳製成的乳製品的風潮，除了崇尚自然之外，鼓吹喝生乳有兩大論點，其一是生乳健康，其二是生乳可以減少氣喘和過敏等疾病和行為障礙的風險。

　　研究發現，消毒後牛奶的營養成分與生乳相比相差無幾，在營養學上可以忽略不計，個別成分雖然相差較大，但不具備健康意義。比如消毒使得牛奶中的一些酶失去活性，但這些酶對人體健康沒有什麼影響。消毒還會導致維他命 B12、硫胺素和維他命 C 減少，但牛奶根本就不是吸收這些維他命的途徑。從另一個角度，很多國家對消毒牛奶進行強化，添加維他命 A 和維他命 D，相比之下生乳在這方面就不是對手了。

　　關於生乳減少患病風險方面，並沒有可信的研究結果。有幾項研究發現喝生乳可以減少兒童患氣喘和過敏的風險，但這幾項研究對象都是來自居住在農場的孩子，沒有針對居住在城

15 拒絕未消毒的牛奶

市及其郊區的孩子進行研究，因此其原因很可能和喝生乳無關，而是這些孩子接觸農場的環境和牲畜的緣故。

有人說了，寧可信其有不可信其無，儘管沒有證據，喝生乳也未嘗不可呀。

話不能這麼說，之所以對牛奶消毒，就是因為不消毒會有問題。有一種疾病叫做食源性疾病，是因為吃了不乾淨的食物而患病，生乳是危險食物之一，不僅會使人生病，還會使人喪命。

還是以美國為例，美國生乳及其製品的消費量只占整體奶類及乳製品消費量的不到 1%，但在 1998 年到 2011 年之間，一共有 148 起因為食用生乳及其製品導致的疾病暴發，造成 2,384 人患病，284 人住院，2 人死亡，其中 82% 發生在 20 歲以下人身上。這只是報告給美國 CDC 的病例，沒有報告的更多。兒童、老人、孕婦及免疫功能低下者更容易患病，這並非說健康的成年人就可以放心大膽地喝生乳了，因為不管誰因此患病，都有可能喪命。

虎老師雖然屬於健康的成年人，但從來不碰生乳和生乳製品，天天喝殺菌乳。

生乳的害處還沒有說完，接下來要從林肯的母親說起。

林肯幼年喪母，死因是喝牛奶，中毒而死。牛吃了一種草，裡面的某種毒素進入牛奶。這種情況在當年不算罕見，因為養

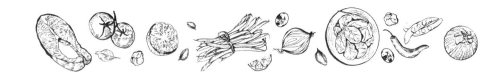

牛的讓牛隨便吃草。

　　這個故事告訴我們的是，小農場小牛棚更不安全，包括標榜有機的。大規模養牛的餵的是飼料，肯定不會出現吃進毒草的事故，小農場個體戶就不那麼嚴格了。這是天然食品和加工食品的一大區別。

　　目前生乳及其製品引起的疾病主要是由大腸桿菌、李斯特菌、沙門氏菌、彎曲桿菌等所引起。美國明尼蘇達州可以合法銷售生乳，該州衛生局於 2013 年發表了研究結果，發現喝生乳的人因為喝生乳而生病的機率為六分之一。

　　對於孕婦來說，喝生乳的話，患弓形體病的風險增加 5 倍，患單核細胞增生李斯特菌相關疾病的風險增加 13 ～ 17 倍。因此孕婦不要喝生乳。

　　殺菌乳也有很小的可能被汙染，特別是買回家後。鮮奶要放在冰箱裡，盡可能少在室溫放置，過保存期限後要丟掉。更保險的辦法是加熱，加熱可以殺死牛奶中可能存在的細菌，不過會影響牛奶的味道。

　　如果喝生乳的話，最安全的辦法是煮沸。

　　另外一個問題是國外來的和土生土長的關於牛奶致癌等謠言層出不窮，對於這類謠言要做到不信、不傳，堅決闢謠。

16　麥茶

　　麥茶是日本、韓國和臺灣的一種飲料，其傳統的做法是將大麥炒熟後，食用前像沏茶一樣用熱水浸泡。近幾十年出現了袋裝的磨碎的大麥，在日本已經成為麥茶的主要形式。在韓國，也有將炒熟的玉米和大麥合在一起泡茶，這樣玉米的甜味可以沖淡大麥的苦味。另外還有將糙米炒熟而成的糙米茶。

　　茶是飲料的一種，飲料對於人類來說，主要的目的是為了補水，不管是主動的還是被動的。由於水沒有味道，喝起來不爽，人們就想各種辦法，麥茶之類就是這些辦法之一，因為有麥香，比水好喝，這樣可以多喝進去一點水。

　　正因為如此，在對待各式茶及飲料的時候，首先要考慮是在補水。

　　麥茶之所以不怎麼流行，是因為和真正的茶以及咖啡相比，缺了一樣東西：咖啡因。咖啡因有提神效果，這是麥香不能比的，因此咖啡和茶流行開了，成為全球通行的飲品，麥茶只局限在東亞。日本有玄米茶，是將糙米和綠茶混在一起，在某種程度上彌補了這個缺陷。

　　大麥是食物，炒熟後用開水泡，只要大麥本身沒有品質問

81

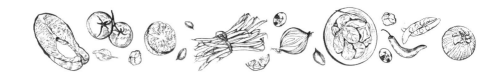

題，麥茶在安全性上應該沒有問題。然而喝麥茶被日本人和韓國人提升到了對健康很有益的高度，宣稱麥茶有抗菌、促進血液循環、抗氧化、促消化、促進睡眠、助於血液稀釋等功效，這麼一說由不得人不喝了。

日本人不僅帶頭宣揚，還真有些研究成果，那些幾十年前的就不說了，看看近年來的幾項。

抗菌能力來自 2006 年的一項研究，義大利的研究人員用不同的飲料處理模擬牙齒，發現麥茶能夠抑制導致齲齒的鏈球菌的吸附和繁殖。但這只是一項實驗室研究，最多說明麥茶有可能預防或減少齲齒的生成，其作用可能是影響細菌黏附在牙齒上，並不能證明麥茶有抗菌效果。在此之後，並沒有其他研究證實，更沒有臨床試驗來證實，這樣一個孤證無法證明喝麥茶能夠抵抗細菌感染。

一直都有關於麥茶的抗氧化功能的研究，這種來自於植物的東西肯定有抗氧化物，問題是抗氧化本身已經站不住腳了，建立在此之上的麥茶的健康功效也就站不住腳。如果追求這樣的效果，吃大麥食物就是了，我們一日三餐已經攝取了足夠的抗氧化物，沒有必要再多喝麥茶。

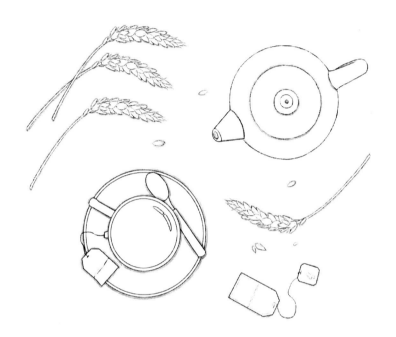

　　關於麥茶稀釋血液是從烷基吡嗪推論的，研究發現烷基吡嗪能夠降低血液黏度，這也只是一項研究的結果，而且很多東西比如咖啡和紅酒都有烷基吡嗪，並非麥茶所獨有，而且稀釋血液已經有了幾種非常有效的藥物，為什麼還靠不知道有沒有效的麥茶。至於促進血液流動，運動一下、泡個澡會更有效。

　　此外那些促消化等作用，也就是多喝水的效果。促進睡眠作用就更沒根據了，是因為與咖啡、茶相比，麥茶沒有咖啡因，不會影響睡眠，改善就談不上了，喝多了會多起幾次夜，反而

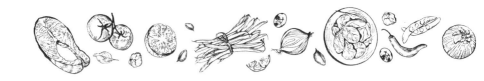

影響睡眠。

　　至於排毒或者清熱解毒，純屬胡扯。

　　對於日本麥茶的研究發現每公斤含有致癌物丙烯醯胺 200 ～ 600 毫克，但這種含量遠低於每公斤含有 1,000 毫克以上丙烯醯胺的洋芋片及其他馬鈴薯食物，而且泡麥茶用不了多少大麥，這點丙烯醯胺是不足以談功效的。

　　麥茶的味道有點苦澀，談不上甘美，有人加糖，也有人偏愛其本來的味道。和茶相比，攝取的汙染會少一點，因為大麥和茶葉相比汙染少，更加保險的話可以自己製作，這也是其一大長處。麥茶也不會使牙齒和茶具被染色。至於營養，因為泡在水裡就沒多少東西，水解的物質很少，更談不上營養豐富，就是多喝點水吧！尤其適合對咖啡因敏感的人。

　　喝麥茶還可以避免喝其他飲料時攝取過多的糖，喝得慣就多喝，喝不慣就少喝或不喝，功效就是為了補水，沒有那麼多講究。

17　關於綠茶的那些謠言

綠茶屬於茶，喝茶健康嗎？

大致來說，喝茶算一種健康的習慣。之所以健康，最根本原因並不是因為茶本身，而是泡茶的東西：水。

人們為什麼喝茶？從生理的角度，就是為了補水。人體就是一大水缸，需要定期補水。但是白開水不容易喝進去，於是人們就喝有點味道的水，比如茶，比如咖啡，這兩種東西有咖啡因，造成興奮作用，便成為大眾化飲料。此外還有可樂類飲料，雖然也增加了飲水量，但同時喝進去大量的糖分，足以抵消補水的益處，便成了垃圾食物。

在很多情況下，我們吃東西是因為渴而不是餓，因此多喝水就能控制體重，同理，多喝茶也能控制體重。體重控制住了，很多慢性病就能預防和控制，並不是水或者茶對慢性病有什麼直接的療效。健康習慣和醫學效果是兩回事，能治病的東西未必吃了健康，吃了健康的東西很多不能治病。

茶有幾種，綠茶是其中最時髦的，一個主要原因是綠茶和酵素、青汁等是東方人最愛，日本人喝綠茶吃抹茶，一下子就和日本人長壽聯繫上了。

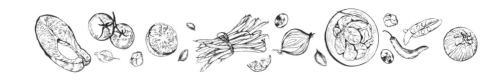

　　日本人也在努力證明這一點，他們也有這個實力，因為日本人普遍喝綠茶，很容易找到適宜族群。於是日本花了 11 年時間，追蹤了 4 萬人，發現每天喝 5 杯綠茶的男性比喝一杯或不喝綠茶的男性的死亡率降低 16%，在 7 年期間冠心病死亡率降低 26%，女人則達到總死亡率降低 31%。

　　類似的研究還有一些，無論是實驗室還是人體資料，發現喝綠茶能降壓，降膽固醇，降低心臟病的發生率。但美國 FDA 就是不買帳，在 2005 年和 2006 年兩次否決了某公司在綠茶標籤上標明「可能降低冠心病危險」的申請。美國的其他權威機構同樣認為綠茶降低患心臟病風險的證據不足。

　　那麼日本的流行病學追蹤結果怎麼解釋？

　　流行病學追蹤結果是不能和隨機試驗相比的，而且日本的那個追蹤是一項整體實驗的一部分，除了綠茶之外，還收集了其他因素。整體結果證明，這是因為日本傳統飲食的效果，很難說是因為喝綠茶。

　　更重要的一點，日本的心臟病發生率在全球幾乎是最低的，為什麼不看看對日本的高發病的影響？

　　日本什麼高發，比如胃癌。

　　在實驗室內發現綠茶能夠抑制胃癌細胞的生長，但人體試驗的結果就不一致了：有的試驗發現喝綠茶者胃癌發生率低；日本進行的一項 26,000 人參與的大型研究發現，喝不喝

17　關於綠茶的那些謠言

綠茶和得不得胃癌沒有關係；還有的試驗發現綠茶會增加患胃癌的風險。

這是為什麼？

這就得說說茶葉的一個問題：汙染嚴重。因為這東西不能洗泡，黏在上面的農藥、重金屬便全喝進去了，這還是合法生產的情況下，要是不合法就更難說了。各種茶葉中，汙染最嚴重的是未經發酵和乾燥的綠茶。此外茶含有氟化物、鋁、草酸鹽，這些東西喝進去都會出現健康問題。

對了，2006 年日本的一項研究，發現多喝綠茶的人比少喝綠茶的人更容易患食道癌。

如今幾乎人人用電腦，這樣綠茶又多了一個功效：防電腦輻射。這是從抗氧化物來的，因為綠茶富含抗氧化物，可是抗氧化物本身就是一個不可靠的東西，電腦輻射也是一個不可靠的說法，邊上網邊喝綠茶不是壞事，您還得衝著補水去。

我們繼續說綠茶防癌那些事，再看看乳癌。

在實驗室，綠茶提取物可以抑制乳癌細胞的增殖。動物試驗中綠茶也有效果，美國密西西比大學醫學中心將綠茶中的抗氧化物加到 10 隻雌性小鼠的飲水中，另外 10 隻作為對照組只喝水，然後給小鼠注射乳癌細胞，發現喝了綠茶抗氧化物的小鼠的腫瘤比不喝的小三分之二。

且慢。這個實驗和其他很多類似的試驗一樣，存在著一個

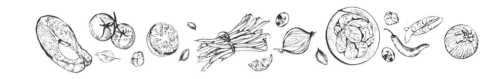

問題：量。

　　動物試驗並不考慮劑量是否影響動物的健康，這個試驗用的抗氧化物量如果換算成綠茶的話，要每天喝 15 ～ 30 杯，連續喝 5 週才能見效。唯一的效果是應了《本草拾遺》對喝茶的評價：久食令人瘦。一不留神成了唐朝的窮人，沒東西吃只好喝茶，別說癌細胞供血不足，其他地方供血也很不足。

　　到了人體試驗，結果就不一致了，一項大型試驗發現不管喝什麼茶，都不能降低患乳癌的風險。荷蘭進行了 12 萬人參加的喝茶抗癌研究，用的不是綠茶，結果顯示喝茶和預防癌症無關。美國國家癌症研究所找了 42 個患前列腺癌的患者，每天喝 4 杯綠茶，4 個月後沒有一點效果，70% 的人已經喝得受不了了。

　　綠茶與癌症的關係研究大多來自亞洲國家。美國 FDA 和國家衛生院（National Institutes of Health, NIH）的看法是，沒有證據顯示喝綠茶可以降低罹癌的危險。與飲茶能預防心臟病一樣，不無可能，但尚無證據。只有減少身體脂肪的效果，目前也只是短期效果。美國國家癌症研究所對於喝綠茶防癌的說法表示沒有證據，既不支持也不反對。

　　在肝病上，發現喝綠茶有可能減少肝病的發生率，但要喝到 10 杯以上，喝那麼多，咖啡因的量就太多了。

　　飲茶與糖尿病研究方面，在臨床試驗上結果不一致。

　　最近一項小型研究發現綠茶提取物對唐氏症患者有幫助。

17 關於綠茶的那些謠言

　　除了汙染之外，綠茶的安全性沒有什麼問題，但綠茶提取物就難說了，因此還是喝綠茶，不要碰綠茶補充劑。

　　綠茶食品是今日健康食品的一大類，在全球範圍內已經很有市場了，但和喝綠茶一樣，吃綠茶食物沒有任何可信的醫學上的證據，就是口舌之享吧，其中的抹茶冰淇淋、抹茶點心等更不能因為加了點綠茶粉就改頭換面成了健康食品了。

　　愛喝綠茶請繼續喝，不愛喝也沒必要為了所謂的健康效果去喝，對待綠茶食品也一樣。如果無法保證食品安全，還是少吃少喝為妙。

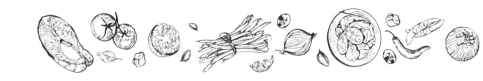

18 咖啡益處多

最近有關咖啡的研究有那麼幾項，待我喝杯咖啡，慢慢聊聊。

雖然美國文化中咖啡的成分很大，但英國文化中茶的地位很高，再加上亞洲那眾多飲茶人口，兩者不相上下。

而在科學研究上，茶就無法和咖啡比較了。關於咖啡的研究，數量多，規模大，品質高，原因有兩個：一是美國財大氣粗，他的人民喝咖啡，投在咖啡上的錢多，其他的流行病項目也很容易加進喝咖啡這個因素；二是咖啡比茶容易定量，咖啡是一次性喝的，茶是反覆泡的。咖啡可以用咖啡因含量作為定量的標準之一，雖然不理想，但聊勝於無，茶在定量上就比較難了。

正因為這樣，從文獻的角度看喝咖啡似乎比喝茶好，但是也有兩點因素：一是咖啡研究得多、廣、深，自然就顯得高大上；二是從預防汙染的角度，咖啡強過茶，在原料上，咖啡是樹籽，本身有防蟲能力，用不著灑農藥，而茶為葉子，無論從人為噴灑還是被動環境汙染上，都比咖啡的汙染程度高。從加工上，咖啡在預防汙染方面也勝過茶。

咖啡裡的咖啡因大概是茶的 5 倍，所以喝咖啡比喝茶提神，

同時喝咖啡也比喝茶影響睡眠。2015 年下半年發表的一項研究對這一現象給出更為明確的解釋。

這是一個雙盲對照試驗，但是樣本數太可憐，就找了 5 位志願者，兩男三女。就這麼幾號人還分四組，一組在暗光的情況下吃 200 毫克咖啡因片，一組在同樣的情況吃安慰片。另外兩組是在強光的情況下。連吃七七四十九天，吃的時間在睡前 3 個小時，定期採取唾液以檢測褪黑素的平均值。結果發現在暗光的情況下，咖啡因會將夜間生理時鐘延遲 40 分鐘，3 個小時的強光會導致夜間生理時鐘延遲 85 分鐘，3 小時的強光加咖啡因會將夜間生理時鐘延遲 110 分鐘。

這個結果在細胞試驗上得到證實。

總有人來私訊訴說睡眠不好，首先睡覺前幾個小時內不要喝咖啡，也不要喝茶和其他含咖啡因的飲料，或者吃巧克力等帶咖啡因的食物。其次學虎老師，過午不飲咖啡，要養成這種習慣。

再說一個好的結果，2016 年初的一篇綜述整合分析了 9 項長期國際研究，受試人數超過 43 萬，得出了多喝咖啡可以減少肝硬化風險的結論。多喝 2 杯咖啡，可以將患肝硬化的風險降低 44%，將死於肝硬化的風險降低 50%。

咖啡護肝的效果在臨床實踐中早就被觀察到了，具體的原理可能是咖啡中含有消炎成分，還可能有阻擋 B 肝病毒和 C 肝

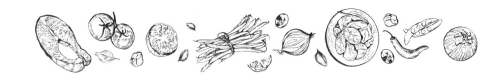

病毒的成分。

這項分析結果的妙處在於不像其他研究結果那樣每天要喝4～6杯咖啡，喝2杯就夠，對於我們來說容易實現。但因為是觀察性的結果，不像對照性試驗那麼可信。特別是對於臺灣這種肝病大國，是不是能夠獲得同樣益處還未可知。

喝咖啡對於肝有好處這一點，得到了幾項研究的肯定。也經常有人來問，或者是為父親，或者是為丈夫，因為喝酒的機會很多，還有不少人愛喝酒，另外就是慢性肝病、B肝病毒帶原者的情況，這些情況在臺灣很常見。符合這些情況，可以試著喝咖啡。但是對於酗酒或者經常飲酒的情況，還是要努力限酒或者戒酒，咖啡最多只能起輔助作用。

綜上所述，早起到中午前，喝兩杯咖啡是值得的。不過這個杯不是歐洲人那種裝格調的小杯，而是美國牛仔般粗獷的大杯，一杯150毫升，兩杯就是300毫升，到了這種程度，咖啡真的得喝而不是品嘗。

寫到這裡，一大杯咖啡喝盡了。讓咖啡在身體裡流動一段，等開喝第二杯咖啡的時候，我們再繼續聊。

喝大杯的覺得喝小杯的有貴族風範，喝小杯的覺得喝大杯的很酷。

美國人邊走邊喝，分秒必爭，要不然怎麼能一天喝進去六杯？快一公升了呀。

18　咖啡益處多

為什麼非要喝六杯？

還有一項研究是關於喝咖啡與多發性硬化症的。多發性硬化症是一種慢性神經系統疾病，最終會導致癱瘓。分別在瑞典和美國進行的研究都證明喝咖啡會降低多發性硬化症的風險。

瑞典的研究發現每天喝 6 杯（900 毫升以上）咖啡能夠將多發性硬化症的患病風險降低 28% ～ 30%。美國的研究發現喝得更多，至少 5 年、每天喝 948 毫升以上可以將多發性硬化症的患病風險降低 26% ～ 31%，有症狀才喝則沒用。

稍稍延伸一下，喝咖啡可能對其他精神系統的問題也有好處。若是覺得思維遲鈍了，或者不正常了，試著多喝些咖啡，可能有點效果。

每天喝 6 杯咖啡，有難度，而且不是每個人都能喝這麼多。這項研究進行了生育力與環境的研究，在美國對 344 對夫妻喝咖啡因飲料、吸菸、服用複合維他命等進行了調查，專注在懷孕前到懷孕後 7 週的時間段。這 344 對夫妻中 98 對（28%）流產，經過分析發現不管是男方還是女方，在懷孕前每天喝 2 杯以上含咖啡因的飲料（當然包括咖啡），會將流產的風險增加73% ～ 74%。

經常有人問懷孕期間能不能喝咖啡，問這個問題的都是愛喝咖啡的。以前權威機構的回答是限制在 2 杯以內，現在這個問題的回答可能要更新了。對於備孕期間的男女和剛剛懷孕的

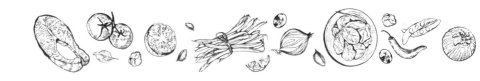

女性來說，首先要檢查一下平時吃的、喝的東西中有多少含咖啡因的，茶、可樂都包括，能少喝就少喝，不喝最好，不要超過 2 杯。女方懷孕後第一孕程也要這樣。

那麼特愛喝咖啡的備孕男女和孕婦怎麼辦？

還有一種情況，想獲得咖啡的益處，可是對咖啡因太敏感，喝不多怎麼辦？

有辦法，低因咖啡。

低因咖啡基本不含咖啡因，對於那些酷愛咖啡的人來說，可能感到淡而無味，對於虎老師這種對咖啡因敏感的人則是多喝咖啡的出路。最讓人高興的是咖啡的益處不是咖啡因帶來的，而是咖啡中的其他物質，所以低因咖啡和普通咖啡是一樣的。

比如這項研究，分析 5,100 多名剛剛被診斷為大腸癌的患者，以及 4,000 多名沒有患大腸癌的人的資料，看他們喝哪種咖啡。發現喝咖啡會降低患大腸癌的風險，而且和喝的量有關。每天喝 1 ～ 2 杯，可以降低 26%，每天喝 2.5 杯就能降低 50%。這種益處和咖啡的種類無關，不管是煮的、過濾的還是即溶的，也不管普通的還是低因的，都會有這樣的益處。

這個研究的結果鼓舞人心，既不用喝 6 杯，也可以喝低因的。但是不要因為喝咖啡而對大腸癌放鬆警惕，50 歲以上族群每十年應該做一次腸鏡，有家族史的要早做、勤做。

還有一點再次強調，咖啡是好東西，但喝咖啡時候加的

18　咖啡益處多

糖之類不算，不要因為加的糖讓咖啡由好變壞，學虎老師喝黑咖啡吧！

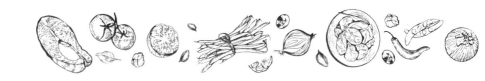

19　談談飲料

　　進了餐廳，服務生帶到桌前，坐下，呈上菜單，特意把酒水單放在上面。沒多久服務生過來：「幾位喝點什麼？」

　　「水」、「水」、「水」。

　　虎老師跟他朋友進餐廳，店家就別指望從飲料上賺錢，當然了，健康是關鍵。

　　飲料不健康一度是因為含有較高的熱量，飯菜已經吃得夠多了，再喝幾杯飲料，不長肉長什麼哪？自從聲討糖開始後，飲料之不健康就落實到其中的糖上面了。

可怕的糖

　　糖的熱量是空白熱量，沒有其他營養，只提供熱量。饑荒年代餓量了吃幾塊糖能緩過來，現在多吃糖肯定變胖，然後各種健康風險。

　　飲料為什麼加糖？因為好喝，顧客愛喝才能多賣。

　　世界衛生組織（World Health Organization, WHO）建議每天吃 25 克添加的糖，一罐可口可樂裡面添加了 39 克糖，一罐百事可樂裡面添加了 41 克糖，這種東西喝一罐就超過了一

天的添加糖推薦攝取量。

　　人們漸漸意識到飲料不健康，開始轉喝果汁和冰沙，這類產品也趁機搶市場，健康冰沙、100% 果汁等開始大行其道。可是真實情況怎麼樣呢？

　　研究人員對市場上的這兩類東西進行了研究，發現號稱 100% 純果汁的飲料中添加的糖會高達每 100 毫升 10.7 克，冰沙中添加的糖可達每 100 毫升 13 克，這兩類中 40% 的產品添加的糖達到每包裝 19 克。這是美國市場的情況，臺灣市場的同類產品只會更甜、甜得多。回國時嘗過一些飲料，柳橙汁、蘋果汁、冰紅茶之類，就一個感覺：太甜！添加的糖太多了。

　　根據這個研究結果，研究人員一方面呼籲政府介入，迫使廠商停止在這兩類以健康為賣點的產品中添加糖；另一方面建議消費者尤其是兒童不要再喝這兩類東西，而是吃水果，如果非要喝的話，加水稀釋後再喝，這樣能少喝進去糖。

　　政府介入是有效果的，墨西哥對含糖飲料加稅，導致含糖飲料銷售下降 12%，與此同時，不加稅的飲料，比如瓶裝水的銷售額上升，透過稅的槓桿，在一定程度上干預了民眾喝什麼的習慣。當然了，政府也知道，靠稅是不能控制墨西哥嚴重的肥胖症流行現狀的。

　　多吃糖，攝取了很多熱量，結果身體增加了很多脂肪，長期下來就成了肥胖症。脂肪中最不好的是內臟脂肪，如果內臟

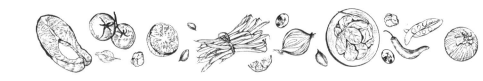

脂肪過多，就會影響激素功能，增加第二型糖尿病和心臟病的風險，甚至和老年痴呆、某些癌症有關。每天喝 1 ～ 2 份高果糖或蔗糖飲料會增加患第二型糖尿病（26%）、心臟病發作（35%）、中風（16%）的風險。

內臟脂肪的指標是腰圍，男人腰圍超過 100cm、女人腰圍超過 90cm 就被視作內臟脂肪過多，會導致健康風險嚴重增加。一項為期 6 年的研究發現，每天喝含糖飲料的人的內臟脂肪增加了 852cm³，經常喝含糖飲料的人的內臟脂肪增加了 707cm³，偶爾喝含糖飲料的人內臟脂肪增加了 649cm³。證明飲料中添加的糖直接導致內臟脂肪的增加，從而對健康有害。

當然也不純粹是壞消息。一項研究發現含糖飲料會減緩精子活動能力，但只展現在健康的體重正常族群，過重者和肥胖者多喝含糖飲料並不影響精子活動能力。世界是我們的，也是你們的，但歸根到柢是胖子的。

減肥飲料

飲料裡為什麼放那麼多糖？是為了讓人越喝越上癮，這樣廠商才能賺錢。糖的危害越來越得到重視，飲料廠商也得想辦法，就這樣迎合健康潮流的「減肥可樂」大行其道，減肥可樂類飲料已經占據了 10% 的碳酸飲料市場。

減肥可樂使用不含熱量的人工甜味劑，一罐 330 毫升的減

19　談談飲料

肥可樂含 1.5 大卡熱量，而同樣的可樂含 142 大卡熱量，對那些每天不停喝飲料的人，喝減肥可樂類飲料每天會少攝取幾百大卡熱量，形成控制體重的作用。

對減肥可樂的顧慮主要在人工甜味劑上。

飲料中使用的人工甜味劑主要是阿斯巴甜，人們普遍認為天然的東西好，從味道上看確實如此，如果從成分上看，天然的甜味劑確實含有某些維他命和礦物質，但天然的甜味劑通常都經過精製，這些營養成分都去除了，因此在營養上人工和天然甜味劑沒有太大的不同，都沒有營養。兩者的區別在人體代謝上。

人體接收甜味的受體很不敏感，自己學做糕點的人一開始都會被配方中所加的糖量嚇到，飲料之所以要加那麼多糖，原因也是一樣，讓人覺得甜，必須要用大量的糖。但人工甜味劑可以讓人體甜味受體很敏感，很少的量就讓人覺得很甜了，那些料包裡人工甜味劑的含量極少，絕大部分是填料。

關於人工甜味劑的安全性一直有爭議，特別是人工甜味劑會不會引起癌症。美國國家癌症研究所（National Cancer Institute, NCI）認為沒有什麼證據，早期的研究都是來自動物的。1970 年代發現沙卡林糖精在實驗大鼠上引起膀胱癌，導致美國國會立法在含有沙卡林糖精的食品標籤上寫上在動物上致癌的警告，後來發現沙卡林糖精在大鼠身上致癌的機制根本不

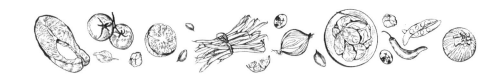

存在於人體，到 2000 年沙卡林糖精從致癌物名單上去掉了。

1996 年一篇報導認為 1975 年到 1992 年美國腦瘤增加和阿斯巴甜廣泛使用有關，但 NCI 發現早在 FDA 批准阿斯巴甜之前，腦瘤發病就開始增多了，而且多是 70 歲以上老人，這個族群攝取阿斯巴甜很少，這個關聯性不成立。

2005 年一項實驗室研究發現阿斯巴甜會導致大鼠得淋巴瘤和白血病，但所用劑量極大，換算成減肥可樂的話，每天要喝 2,000 罐才能滿足致癌的劑量，這個也用不著擔心。

到目前為止，沒有可信的關於人工甜味劑致癌的研究結果。

FDA 對阿斯巴甜的推薦量是每公斤體重不超過 50 毫克，相當於男人 20 罐、女人 15 罐可樂，如果喝咖啡時加人工甜味劑，每杯放兩包的話，相當於男人 116 杯、女人 79 杯咖啡，每天 15 或 20 罐可樂還有可能完成，79 杯或 116 杯咖啡則很難完成。每天要喝五六罐減肥可樂的話，要擔心的是攝取的咖啡因和碳酸過多，根本不用擔心人工甜味劑。

說到這裡，還是不能給人工甜味劑下結論。普渡大學的一項研究發現，因為人工甜味劑不是真的糖，等於在欺騙人體。當人體發現沒有得到所期待的真糖後，就會不知所措，時間久了就不上當了。等到喝減肥可樂的人真的吃糖的時候，人體同樣當假糖處理，不釋放激素去調節血糖和血壓，增加罹患代謝症候群、第二型糖尿病和冠心病的危險，還可能引起體重暴增。

　　這正是故事裡說的「狼來了」的次數喊得太多，沒人相信了，等狼真的來了，就沒人救了。

　　2016 年的一項動物實驗發現阿斯巴甜阻斷了預防肥胖的酶，這解釋了為什麼減肥可樂會增肥。

　　人工甜味劑的研究在繼續進行中，目前的看法是，少量吃人工甜味劑是安全的，但減肥可樂在預防肥胖症上沒有可靠的證據，還得花錢買。能不喝就不喝，渴了就喝水。

　　所以，要學虎老師，遇上問「您要喝點什麼？」時，要異口同聲地回答：「水！」

　　就這樣，又省錢了。

　　最後提一點，多喝水減肥只適用於：①用水替代飲料；②同時少吃其他食物。否則效果只是胖子多去幾趟廁所。

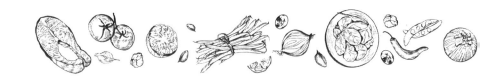

20　細數機能性飲料的「惡」

　　「虎老師，您能抽空寫寫機能飲料的文章嗎？孩子有時候會喝機能飲料，周圍朋友說那個不能喝，甚至有說含激素影響性發育的⋯⋯」

　　又見激素妖魔化。追求閱讀量點擊率的結果就是這種極端的東西越來越多，就靠著語不驚人死不休來賺眼球。

　　機能性飲料有它的問題，但和激素、性發育毫不沾邊。

　　機能性飲料從廣義上說是非酒精飲料，因此包羅萬象。如果細分的話，再結合亞太地區的特點，可以分三類：運動飲料、能量飲料和保健飲料。

　　任何一種機能性飲料都有一個益處：補充水分。因此喝飲料不是一無是處，但這個益處完全可以透過喝水來實現。機能性飲料要比水貴得多，這之間的差價就是機能性飲料所宣傳的其他益處所叫賣的錢。

　　它們所宣傳的其他好處是否值得那價錢？那些好處是否真的有那麼好？有沒有害處？

　　過去十年，機能性飲料的市場發生了很大的變化，不再像從前一樣，局限於提供營養和滿足運動的需求，而是迎合全球

的健康生活習慣的風潮，打健康牌。

運動飲料

運動飲料聲稱能夠在訓練和比賽後補充運動員所喪失的水分、電解質和熱量，並進而將市場擴張到所有進行體育運動的人，因為政府和專家們呼籲人人運動，這樣運動飲料的顧客就幾乎涵括了所有的人。這類飲料透過體育比賽和知名運動員大做廣告而深入人心，著名的品牌有開特力（Gatorade）、魔爪（Monster）等，市場很大，例如開特力已經成為百事公司旗下第四大品牌。

運動飲料分三大品種：

等滲透壓飲料。含有和身體相同濃度的鈉和糖。

高滲透壓飲料。含有比身體鈉和糖濃度高的鈉和糖。

低滲透壓飲料。含有比身體鈉和糖濃度低的鈉和糖。

大多數運動飲料是等滲透壓飲料，每250毫升含糖量13～19克，喝上500毫升就超過了權威機構建議的一日攝取25克糖的量。如此多糖的理由不是因為運動和運動期間丟失了糖分要補充，真正的理由是甜甜的好喝。

運動飲料所宣稱的效果並沒有科學的證據，尤其是在普通人日常運動上。一項有關開特力的研究發現，除非進行90分鐘以上的體育運動和比賽，否則用不著額外補充糖和電解質。至

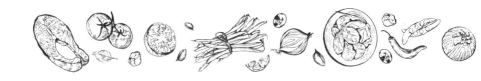

於鈉，按照澳洲運動研究所的說法，運動期間補充過量鈉會引起胃腸道問題或者液體平衡失調，還有可能導致鈉誘導的痙攣。飲料中的鈉可以緩解低鈉血症，但只適用於連續運動 4 小時以上的情況。

運動飲料還宣稱能提高成績，但經過研究後發現毫無證據，那些有限的證據是來自運動員的。對於大多數人來說，喝運動飲料會導致體重增加，如果想避免的話，只有拚命運動。從某種意義上講，一些喝運動飲料後運動時間增加的人，只是為了維持體重而已，他們運動所得到的效益完全被運動飲料所抵消掉了。如果做不到拚命運動的話，就只能增加體重。哈佛大學的一項研究發現，十幾歲的青少年每天喝一瓶運動飲料，兩年內體重增加 1.6 公斤，因此研究人員認為，和含糖汽水相比，運動飲料與體重增加的關係更密切！

因此，要將運動飲料等同於其他含糖飲料一樣對待，不要喝也不要讓孩子喝。我們家從來沒有購買過這類飲料，所以我兒子沒有喝這種飲料的習慣，需要的話就多喝水、喝牛奶、吃水果蔬菜。

喝飲料和吃什麼樣的食物一樣，孩子的習慣是隨父母和由父母養成的，父母天天喝各種飲料，孩子就養成了喝各種飲料的習慣，他的孩子將來很有可能也養成這樣的習慣。想不讓孩子喝，首先得自己不喝。

20　細數機能性飲料的「惡」

　　教育孩子是父母不可推卸的責任，養成良好的飲食習慣也是父母不可推卸的責任，生了孩子就背負著這樣的責任，別人是無法替代的。同時也是父母的成就感，孩子上了好的大學、成長了是父母的成就，孩子養成良好的飲食習慣，同樣是父母的成就。

能量飲料

　　這類飲料含有刺激物，主要是咖啡因，它們主打的是可以提供精神和體力上的刺激。可口可樂和百事可樂最初都屬於能量飲料，但咖啡和茶則不屬於能量飲料。

　　能量飲料主打對象是年輕人，66% 的顧客的年齡在 13 ～ 35 歲之間，男性占 65%。用途主要是防睏，美國多達 20% ～ 70% 的高中生、大學生和年輕人為了讀書、完成功課或工作而喝這類飲料。

　　這類飲料知名品牌有紅牛和魔爪，這類飲料還常常和酒精類飲料摻在一起喝，例如紅牛和伏特加經常兌在一起喝。

　　青少年和年輕人喝這種飲料有很大一部分是因為不得已，因為課業太重。我兒子在高中的時候每天放學先參加各種活動，到了晚上才有時間做功課，當然也有他個人的因素。不做也不是不可以，只是很難拿好成績。想睡覺怎麼辦？很多人就靠能量飲料來提神。

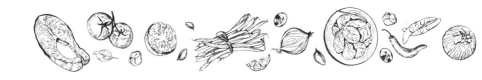

我兒子靠喝咖啡，因為平時不讓他喝咖啡，這樣到了需要的時候喝還是很有效的。飲料類的特點是靠糖來引誘人，這就要靠從小的培養，不讓孩子養成一張甜嘴，家裡沒有飲料，以至於到了別人家裡喝可樂的時候他都不習慣。現在在大學裡讀書還是很緊張，但是沒有養成靠能量飲料提神的習慣或者成癮性，也就少了家長很多擔心。

如果讀一下能量飲料的標籤，看上去裡面含有的東西不少，各種維他命的，但如果注意一下糖的量就明白了，一罐紅牛 27 克糖，超過了權威機構一天的推薦量。現在有了低糖或者無糖的紅牛。此外咖啡因的量是不標記的，各種能量飲料咖啡因含量不一，紅牛屬於低的，等於一杯普通咖啡的含量，有的能量飲料的咖啡因含量很高。目前認為每天攝取 400 毫克咖啡因是安全的，等於 5 罐紅牛的量，但有的能量飲料一罐就超過了。

說到咖啡因，星巴克之所以受歡迎，是因為他家的咖啡含咖啡因量高，一杯咖啡的咖啡因含量高的達到 330 毫克。

咖啡因的問題是什麼？

2015 年，WHO 對能量飲料發出警告，認為攝取過多的咖啡因有以下幾個危險：一是咖啡因過量本身導致心悸、高血壓、抽搐、噁心嘔吐，個別情況甚至導致死亡；二是會減少胰島素敏感性而增加第二型糖尿病的風險；三是孕婦會出現流產、死胎、胎兒體重過低；四是影響兒童、青少年的神經和心血管系統；

20　細數機能性飲料的「惡」

五是誘發尋求刺激的行為；六是會使用或者依賴其他有害物；七是影響牙齒健康；八是肥胖。

其他研究也對能量飲料持反對態度，除了上面這些風險外，發現能量飲料還會增加心臟病的風險等。

除了咖啡因和糖之外，能量飲料裡添加的其他號稱有營養和對健康有益的東西的效果還沒有可信的證據，其長期服用的副作用，特別是和咖啡因的聯合效果更不清楚，比如牛磺酸，正是這些東西使得能量飲料比咖啡凶險得多。

能量飲料的提神作用長期下去對身體是有害的，充足的睡眠是健康所必需的，年輕人睡眠不足會對健康產生深遠的不良影響。他們睡眠不足在很大程度上不是因為讀書和工作所必需的，而是因為社群媒體的興起，占據了他們本來應該睡覺的時間，因此要讓他們改變生活習慣，把業餘時間優先用在睡眠上，而不是透過各種手段繼續剝奪睡眠。

目前，能量飲料是機能性飲料中最受詬病的，如果自己或者孩子還在喝，就趕緊戒了。

對於咖啡，咖啡裡面的其他東西看起來對健康有好處，特別是肝，如果追求這種效果的話，可以喝低因咖啡。孕婦和哺乳期婦女是可以喝咖啡的，但咖啡因的量要控制在每天 200 毫克之內，這樣就要考慮到茶、巧克力等含有咖啡因的飲食，能量飲料就更不能喝了。

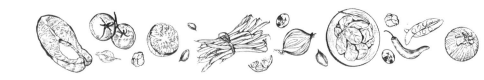

保健飲料

　　這一類是大雜燴，也是機能性飲料的新興市場，主打是健康，有極強的迷惑性和欺騙性。

強化水

　　這類東西首先是水，但水不能賣出多少錢，一箱子瓶裝水還不到一顆西瓜錢，因此必須把水強化，當然強化是以健康的名義而不是以錢的名義。

　　這類產品最有名的是可口可樂公司的維他命水，有各種顏色和味道，號稱裡面加入了維他命和礦物質，主要成分有鉀、維他命 C、維他命 B6、維他命 B12 等。

　　消費者權益組織公共利益科學中心（Center for Science in the Public Interest, CSPI）將可口可樂告上法庭，因為每瓶維他命水含有 33 克糖，根本不應該宣傳為可樂的健康替代物，澳洲和英國相關機構也因為維他命水所含的糖而討伐維他命水。可口可樂也出產了不含糖的維他命水，可是不好賣。

　　即便喝不含糖的維他命水，也只能喝進去少量的而且少數幾種維他命和礦物質，遠比從食物中攝取的少，這些維他命和礦物質是可以輕易從食物中攝取的，沒有必要透過飲水的途徑攝取，純粹是花冤枉錢。

其他的某某水就更亂了，富氧水、活性水、弱鹼水、低氘水、離子水、頻譜水、磁化水、能量水、納米水、富氫水等等，這些東西比維他命水差遠了，純粹是披個科學概念的外衣來坑錢。

強化果汁

先看看 100% 果汁，市售的 100% 果汁言過其實的多，就算是真正的 100% 果汁，意思是沒有添加糖或者人工甜味劑的純果汁，在製備過程中去掉了纖維，遠不如吃水果健康。

100% 果汁已經如此了，那些非 100% 果汁就更談不上健康了，其中還有一些很不便宜的強化果汁，比如果汁加上 Omega-3，這種強化果汁的 DHA 和 EPA 量很少，遠不如吃塊魚。還有果汁加上纖維，這種纖維是合成的，除了導致肚子不舒服外，不能證實有健康效果，正確的辦法是吃水果。再說能量強化果汁，加上咖啡因了，就和前面說的能量飲料一樣有問題。還有果汁加上抗氧化物，抗氧化物就是個坑錢的概念，加上抗氧化物或者其他這類東西並沒有可信的健康效果，還是在坑錢。

果汁類包括純果汁、果汁和強化果汁，喝這些果汁不僅僅是花冤枉錢，而且會多攝取很多熱量。除非孩子不願意吃水果，才選擇喝果汁，而且要自己榨汁，讓孩子喝純果汁，什麼都不要添加。

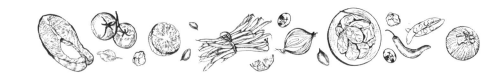

茶飲料

茶是大眾飲品，以茶的幌子做出的茶飲料則都是不健康的東西，其實就是含糖飲料，尤其是因為廣告效應而大賣的涼茶。涼茶如果不加各種藥材，和一般飲料並無不同；真加了各種藥材，就比其他飲料對健康更有害，因為那些藥材很可能對肝腎有損害作用。中藥首先是治療作用，而不是所謂的保健作用，它們會增加肝腎的負擔，長期服用的話會導致肝腎受損，或者直接對肝腎造成不可逆的損害。

那些冰紅茶、綠茶等也都是拿茶味當幌子而已，尤其是綠茶飲料，和綠茶食品一樣，說是綠茶抹茶，其實就是在喝糖吃糖，糖的壞處一樣不少，綠茶的好處卻一樣沒得到，何況綠茶究竟有沒有好處目前還很難說，所以不必為茶飲料掏錢。

大豆飲料

豆漿屬於大豆飲料的一種，如果自己做、不加糖的話是健康的，但很多人喝不慣純豆漿，需要加糖，還有加鹽的，這樣一來就走到了健康的反面。

除了豆漿以外，還有各種大豆飲料，這些東西從營養角度遠不如豆漿，而從糖的角度則有過之無不及，因此也是不必碰的一類飲料。

20　細數機能性飲料的「惡」

乳酸菌飲料

這種東西是在占優格的便宜。跟優格的營養不可同日而論，這種飲料是以鮮乳或乳製品為原料，經乳酸菌類培養發酵製得的乳液，然後加入水、糖液等調製而成的飲料，並非優格那樣只是牛奶或乳製品酸化。即便是罐裝優格，也因為添加了太多的糖而不可多吃，真正健康的是自製優格或者買無添加的純優格。

益生菌飲料

這類飲料和乳酸菌飲料是一路貨色，益生菌本身就是一個賺錢的概念，那麼少數幾種菌喝進去能有多少到了腸道還不一定，到了腸道能不能產生作用也不一定，真產生了作用是好是壞還是不一定，健康效果更是未可知。

上面只是列了幾大類，保健飲料還有很多，都是打著健康的旗號，喝的其實是糖水，有些還可能有害。

最後總結：機能性飲料是不健康的東西，這個錢可以省了。

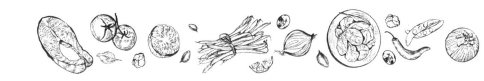

21　富氫水是炒概念

一封私訊：「虎老師，來科普一下這個日本水素杯，我覺得不合理，一個水杯賣新臺幣 11,000 ～ 15,000 元。打著養生名號的產品真好賺錢。」

水素杯，日本貨，水放進去，一通電，就生成了聽起來很「高大上」的水素水。

水素水，日語名稱，學名是富氫水（hydrogen rich water）。富氫水是神奇的某某水家族的成員之一，這一族有六角水、鹼性水，還有強強合作的富氫鹼性水等。這些神奇的 ×× 水屬於同一大類產品：行銷騙局。

水素水是建立在自由基理論之上的，自由基是機體將食物轉變成熱量的副產品，呼吸、陽光照射在眼睛和皮膚上也會產生自由基，自由基理論認為這些自由基對細胞的損害是衰老的原因。在年輕的時候，機體靠超氧化物歧化酶來控制住自由基，年老之後，超氧化物歧化酶沒有用了，等自由基損害到了一定程度，機體便走向死亡。延緩衰老的辦法是透過大名鼎鼎的抗氧化物。

1990 年代，抗氧化劑紅了起來，相信自由基理論的人們認

21　富氫水是炒概念

為找到了不老的「青春泉」。但是迄今為止的臨床研究結果，讓抗氧化物從青春泉變成了泥車瓦狗，也使得自由基理論被質疑得千瘡百孔，但並沒有改變抗氧化物日益充斥我們生活的現狀，從飲食到化妝品，到處都是抗氧化物。

水的化學結構是兩個氫原子和一個氧原子，氫就是一種抗氧化劑，但水分子中的氫原子不是游離的氫，水素水就是含有很多游離氫的水，辦法是用金屬鎂來產生氫氣，認為這樣一來水裡面有豐富的抗氧化劑，喝進去或者洗浴都有不可言狀的功效。

自由基理論和抗氧化物的神話早就站不住腳了，以此為基礎的水素水能可靠嗎？

目前那些富氫水的研究很有限並且缺乏長期影響的資料。

效果之一是預防代謝症候群。日本一項研究 20 位有代謝症候群風險的人喝了 8 個星期富氫水，發現相關指標比如血膽固醇有改變。但是才 20 個人，能不能多點試驗對象？或者多喝一段時間？指標改變還受其他因素影響，比如水喝多了，飯就吃得少了。

效果之二是增進糖尿病和糖尿病前期患者的健康。也是日本的研究，也是喝 8 個星期，發現指標改善。和上面的試驗問題一樣，規模太小，喝的時間太短。

效果之三是改善患者放療後的生活品質。這是韓國的研究，

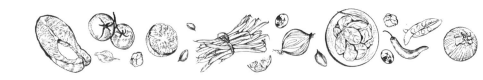

是水素杯廠商資助的。49 個肝癌患者，試驗週期為 6 週，得出改善生活品質的結論。依然是超小型的短期試驗，而且生活品質的改善是很難說的。

能拿得出手的就這麼多，其他是動物實驗。可是宣傳起來就不是這麼局限了，健康、美容、減肥等無所不能。

現有的試驗主要是在日韓做的迷你型試驗，研究品質很差，根本不能作為證據，只能說是初步結果。而且這些試驗所應用的水素水裡面的氫濃度大大高於水素杯所產生的水素水的氫濃度。

從安全性角度，根本沒有長期試驗的結果，有些人反映喝了腹瀉、心熱、頭痛，是否因為鎂離子過量就不得而知。

因此完全可以這樣說：水素水和其他的神奇的 ×× 水一樣是偽科學，水素杯、水素棒之類的東西是騙人的。

水，是我們生命所不可缺少的東西。每天要補充足夠的水分，這個水不是各種亂七八糟的 ×× 水，也不是飲料、涼茶和其他湯湯水水，而是純的水。

只有喝純水，才能算喝水。

22　有蔬菜吃，就別買青汁

「虎老師，能說一下最近很紅的大麥若葉青汁嗎？」

能，虎老師今天要來說一說。

大麥若葉青汁還混不成龐氏騙局，只是海濤掀起的小浪。

青汁的原料主要有羽衣甘藍、明日葉和大麥若葉，這東西是什麼時候出現的？不是日本自古就有，而是 1943 年由一位叫遠藤仁郎的人發明了。

1943 年是個什麼情況？

日本侵略中國正深陷泥潭，又和美國開戰，等人家戰爭機器發動起來就開始吃苦囉。遠藤仁郎是個軍醫，待在本土，全家吃不飽呀，就到地裡撿人家不要的菜葉，天天啃菜葉嚥不下去呀，這才發明了把葉子搗成汁的辦法，雖然很苦，但捏著鼻子能勉強喝進去。

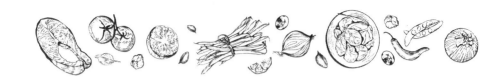

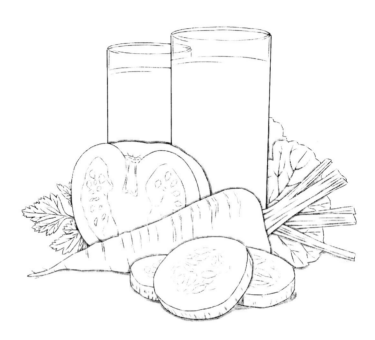

　　苦到什麼程度？日本的綜藝節目玩遊戲，誰輸了喝一瓶青汁。近年來改進了，減少了苦味，菜葉裡的成分丟失得就更多了。

　　關於喝青汁的好處，網路上列了一長串，其一是充滿時代魅力的減肥。喝青汁確實能減肥，前提是您要按遠藤仁郎家的飲食結構吃，除了青汁之外基本上不吃什麼，何愁肥之不減？其實就是少吃，連青汁都不喝，同樣達到減肥的效果，還省錢。

　　其二是排毒，關於排毒，虎老師有專文介紹，中心思想就

22　有蔬菜吃，就別買青汁

是排毒之說不可靠，以排毒為幌子的東西能可靠嗎？與此相關的吹噓有調節腸胃和治療便祕，調節腸胃就是一個口號，能治便祕的是膳食纖維，青汁和蔬菜比，膳食纖維少了不少，肯定比不上直接吃菜。要是青汁真能管便祕，那就是不乾不淨，腹瀉了。

其三是營養，不外乎抗氧化物、花青素、維他命、礦物質之類，聽起來不錯吧，但那些東西蔬菜裡就有，為什麼不直接吃蔬菜，非要把蔬菜葉子搗成了汁？是老得沒牙了，還是過癮呢？這些東西虎老師都有專文，這些東西宣傳得太浮誇了。

其四是酸性體質，本身就是偽科學，日本也有不少人信，建立在這種偽科學之上的說法自然是「加強版」偽科學。

其五是日本人長壽的祕訣，日本人長壽一是因為明治維新後現代醫學的功勞，二是日本人口密集，只能群體性地少吃，少吃幾口天長地久。三是日本沒有像美國黑人和拉美裔這種拖平均壽命後腿的，如果和美國的華裔比，日本的人均壽命已經落後了。

青汁對於日本人有一定的意義，去過日本的都知道，日本的蔬菜貴，導致日本人蔬菜吃得少，虎老師在日本旅遊的時候，想吃蔬菜想死了。在這種情況下，靠青汁能夠在一定程度上解決部分營養問題，而且還免得菜葉爛在土裡或者丟掉，是一種適合日本情況的節約招數。但是如果不存在蔬菜昂貴或者

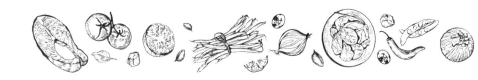

缺乏原因，就沒有必要吃。青汁只是蔬菜的副手，有蔬菜就用不著青汁，直接吃蔬菜與喝青汁相比好處多多，有蔬菜吃，就別買青汁。

　　有人說，平時吃蔬菜少，能不能用青汁代替？

　　自己想一想，吃蔬菜少的原因是什麼，改！

23　醋就是醋，不是藥

　　醋是另外一種有悠久歷史的食藥兩用的食物，最早用醋的是巴比倫人，然後成了埃及人的摯愛之一。

　　為什麼叫之一？因為除了醋，還有蒜。迷人的古埃及文明就是這麼有味道，比如下面這個偉大的八卦傳說。

　　話說羅馬後三巨頭之一馬克·安東尼（Marcus Antonius）招埃及豔后克麗奧佩脫拉七世到塔爾蘇斯相會。於是紫帆出埃及，鼓樂聲中觀者如潮，安東尼登船，只見天仙安臥金紗帳，金童執香扇，玉女持銀槳，安東尼為迷人風姿而神魂顛倒，在優雅的談吐前不知所措。

　　克麗奧佩脫拉取出一枚珍珠，放入一杯醋中，待珍珠溶解後，請安東尼飲下。安東尼一飲而盡，心中愛意滿滿。此珍珠醋便是埃及豔后的獨家愛情迷魂湯。

　　諸位看官感到酸了吧？

　　從巴比倫到古埃及，醋都是作為殺菌劑使用。古希臘人毫無懸念地把醋接收了，希波克拉底（Hippocrates）用醋來治療感冒和消毒傷口。

　　亞洲人用醋比古埃及晚一千年。

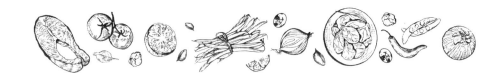

　　說到感冒，我小時候聽過一偏方，在室內放醋，認為醋味可以預防感冒。一到感冒流行季節，家裡的老保姆就按此法行事，害得我不知道聞了多少醋味，導致迄今吃餃子不喜歡蘸醋。鎮上也不時舉辦活動，各家各戶一起用醋薰屋子，讓你無處可躲。後來學了醫，才知道這根本就是一個胡說八道的方子，怕醋味的是蟲子不是病毒。

　　從殺菌的角度，醋的效果確實很好，5% 的醋能夠達到99.9% 的殺菌程度。

　　那怎麼會是胡說八道呀？

　　因為首先醋的殺菌作用是要在直接接觸的情況下，對空氣中的病毒細菌沒有作用。其次，醋對於病毒的殺滅能力比其他消毒劑差多了。

　　那就喝醋吧。

　　喝進肚子裡沒有用，因為感冒是呼吸系統疾病，所以醋是不能治感冒的。感冒了，頭痛腦熱、流鼻涕已經夠心酸的了，我們就別再喝醋了。

　　和蒜等食物一樣，有關醋的藥效研究大多來自實驗室，沒有多少臨床試驗證據，但和蒜相比，醋的藥效還算正面。

　　為期十年的哈佛護士健康研究顯示，每週用醋作為沙拉醬5～6 次的人比極少用醋做沙拉醬的人缺血性心臟病的發生率低。這項研究的問題是如果不用醋做沙拉醬，就會用脂肪含量

很高的沙拉醬，因此很難說是醋在產生作用，很可能只是少吃脂肪的效果。

此外，小規模臨床試驗顯示醋能夠降低血糖。這個對於控制糖尿病有積極意義，但還沒有經過大規模臨床試驗驗證。其實也沒有必要驗證，因為降血糖有更好的辦法，二甲雙胍等降糖藥的效果更好。

諸多食療的東西都是這個道理，已經有了更好、更有效的辦法，就沒有必要再思索效果不是很好的辦法。

多吃些醋似乎能夠導致食物攝取量減少，進而達到減肥的目的，這大概是目前最吸引人喝醋的地方，也是前面說的哈佛護士健康研究中有關醋的結果的最佳解釋。

但是，過量食醋有導致高血壓和骨質疏鬆的病例。這個我有親身體會，小時候家裡一位保姆就是個離不開醋的高血壓患者。

因此，醋是食品，不是藥。喜歡吃醋的儘管去吃，像我這種不喜歡吃醋的也能我行我素，更用不著打著健康的旗號搖身一變成了醋罈子。

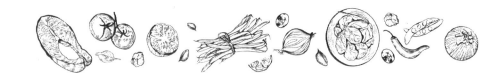

24　蒜你狠

　　和「蔥向錢」相比，「蒜你狠」更名副其實，因為蒜它老人家不僅歷史悠久，而且在食物藥用上可以說是這一行的祖宗，五千年前修建吉薩金字塔時，就有使用蒜的記載。蒜在古埃及是用來提高奴隸的工作強度和生產力的，平民也常常吃。

　　蒜是古埃及醫學中的靈藥，被用來治療很多病，蒜的價錢也不低，當年的價格是 15 磅蒜買一個奴隸。蒜作為一種調味劑，在古埃及人飲食中也不可或缺。想當年摩西帶著猶太人出埃及，自由了之後那群昔日奴隸開始沒出息地懷念起奴隸主給的好吃食物了。都懷念什麼？魚、黃瓜、大蔥、洋蔥和蒜。

　　到了古希臘，蒜的古典興奮劑功能被發揮到極致了。不僅軍中天天吃蒜，而且開戰之前也狂吃蒜，認為可以提高士氣。

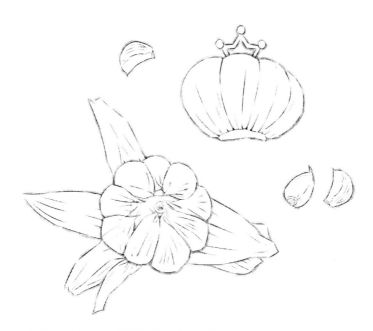

冷兵器時代，一張嘴老子薰死你。

奧林匹克競技上也狂吃蒜，認為能提高成績。希波克拉底也認可蒜的療效。

古羅馬時代，蒜被認為能清潔血液，治療從腹瀉到呼吸道疾病等多種情況。印度和中國的傳統醫學也用蒜，算下來各大古典文明中少不了蒜。

到了中世紀，蒜依舊是一味常用藥，治病防暑都用它，黑死病來了也用它，結果通通不可靠。

歐洲人把蒜帶到美洲，美國殖民地時代蒜的用處也不少，

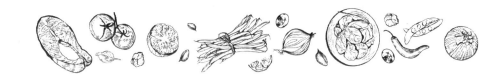

比如喝蒜茶對付流感等等。

大蒜還是驅趕吸血鬼的神藥。西方人古老相傳，吃上一頭蒜，吸血鬼躲得遠。

要說世界之大無奇不有，居然還真有人試圖驗證蒜能不能鎮住吸血鬼，要做這件事的居然是挪威卑爾根大學的科學家，他們遇到的難處是世界之大，唯吸血鬼難尋。

科學家就是科學家，吸血鬼不易得，然吸血鬼的弟子易得。弟子為誰？螞蟥！

1994 年，一次嚴格的蒜與吸血鬼的比試開始了。找來一群不怕被吸血的志願者，分成兩組，對照組把手洗乾淨就是了，試驗組也把手洗乾淨，然後塗上蒜汁。

然後，把手伸出來，放螞蟥。

如果大蒜如古老相傳可驅吸血鬼的話，螞蟥應該只吸對照組，結果呢？

三分之二的螞蟥直奔塗了蒜汁的手去了！

這還不算，去吸對照組血的螞蟥花了 45 秒達到目的，去吸蒜汁手的螞蟥只用了 15 秒就成功了！

我猜，吸血鬼也愛蒜味！

夭壽呀！怪不得幾千年來這麼多人讓吸血鬼害了，原來大蒜驅吸血鬼的傳說是吸血鬼製造的謊言。

在抗菌藥物出現之前，大蒜一直被用來對付細菌感染。

24　蒜你狠

這也是從古埃及就流傳下來的傳統療法，這麼一說就說到了「二戰」。

第一次世界大戰中，大蒜就是主要的消毒劑。「二戰」開始的時候，磺胺已經研究出來了，按理說德國占了先機，可是希特勒認為科學是猶太人的東西，連帶雄霸全球的德國製藥業也躺槍，導致德軍開戰之後沒有配備磺胺，結果受傷後死於細菌感染的比例依然很高，直到海德里希遇刺後死於細菌感染，德軍才開始配備磺胺。

美軍則從一開始就準備充足，中間青黴素投產，到「二戰」末期配備前線，使得美軍在戰場細菌感染的死亡率上遠低於德軍。

蘇聯非要自力更生，研製的方向沒錯，但做出的抗生素毒性大到只能外用，軍隊抗菌藥物的標配是大蒜粉，結果只能靠人海戰術。

剩下的主要參戰國軍隊呢？

日本和蘇聯一樣，在這個問題上有技術沒眼光，戰前沒有看到磺胺的作用，開戰之後只有靠武士道了。

中國呢？只有靠人，一寸山河一寸血地拼下來。

時至今日，用蒜治病者大有人在。首先是心血管疾病方面，包括動脈硬化、心臟病、冠心病、降膽固醇、降血壓。其次是預防癌症，包括肺癌、前列腺癌、乳癌、胃癌、直腸癌、大腸

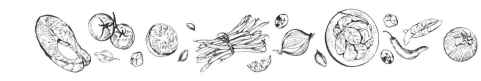

癌等。此外還有抗菌、對付感冒、抗流感、驅蚊、防暑等。

　　大蒜素代表著大蒜的氣味，使得大蒜具備防蟲能力，對大蒜素的研究主要在實驗室和動物模型階段，有了一些初步的結果，例如在動物身上發現有一定的心臟保護作用，具有一定的殺菌效果，但也發現在高劑量時毒性較大。

　　在糖尿病動物模型上，發現大蒜油能夠預防心肌病。

　　心血管方面的臨床試驗，2004 年有一項，結論是蒜提取物能夠降低膽固醇和降低血壓，但這項試驗的問題一是樣本量很小，只有 23 個受試者；二是設計有問題，沒有不吃蒜粉的對照組。

　　2007 年美國政府資助史丹佛醫學院做了另外一項試驗，參加者有所增多，為 192 名低密度膽固醇中等偏高者，而且設了不吃蒜的對照組，試驗組吃了夾著生蒜的三明治或者吃蒜粉做的藥片。

　　這項研究發現了一個問題，蒜有副作用，占試驗組的半數。副作用是什麼呀？呼吸的味道太大了，有的人直接有體味了，行走街頭別人躲避不及：這是哪裡的人呀？體味比印度人還重？

　　為科學研究獻身，帶著一身蒜味，到頭來發現根本不能降低膽固醇。

　　那就算了吧？

　　主持這個項目的科學家認為應該堅持下去，沒有效果的原

24　蒜你狠

因也許是應該在低密度膽固醇極高的族群中試驗，要不乾脆諸位加大每日吃生蒜的量吧？

氣味都刺激成這樣了還要多吃？大家頓時作鳥獸散，而且美國國立衛生研究院（NIH）也不給錢了。

在抗癌方面，蒜在實驗室和動物模型上有防癌功效。這裡有一項追蹤問卷調查，發現每週吃兩次生蒜，可以將肺癌的發生率降低 44%，如果是老菸槍的話，能降低 30%。但問卷調查遠不如隨機試驗，存在著很多影響因素。

韓國人蒜吃得多，加上烤肉實在不健康，因此很想證明蒜能防癌，這樣就能抵消油煙的害處了。可惜將近二十項人體試驗雖然說得天花亂墜，用美國 FDA 的標準一分析，沒有一項證明大蒜能防癌。

英國相關部門對現有的幾項大型蒜試驗的結果進行了分析，發現世俗認為的蒜的醫學效果，從治感冒到防癌都無法證明。

蒜到底有沒有醫學功效？

目前的結論還無法證明，也許將來能證明。現在我們吃蒜還是為了滿足口腹之慾，不是為了趕醫學上不成熟的新成果的時髦。

127

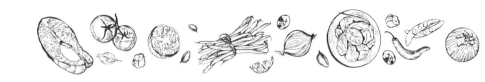

25　加糖提鮮：中餐的垃圾化

　　最近幾次回國，一大體會是甜。我們撇開甜點、飲料、甜甜的主食不說，就說這菜。別管什麼菜系，您要是嘗不到甜味，等於糟蹋了飯錢，只有吃旅館提供的早餐這種基本屬於應付的，才沒有甜乎乎的口感，但也加了糖。

　　自己做也不跟您客氣，那回在親戚家，洗洗切切自己做了個蔬菜沙拉，醬油醋倒上後往嘴裡一放：怎麼是甜的？沒辦法，人家把好了佐料這一關，醬油就是甜的，讓您想躲都躲不開。

　　剛到美國時覺得那裡的食物太甜，那是因為在老家時被長輩限制著不能開懷吃糖，一出國就狂吃甜點的緣故。多少年過去，這世界顛倒了，輪到從美國回臺灣後覺得吃的東西太甜。美國食物甜，但甜在明處，你不碰就是了；而臺灣則是但凡個廚師（也包括海外華廚）都知道加糖提鮮這個中餐的訣竅，不信？看看那些美食節目。

　　糖有什麼不好？

　　糖在食物中是天然存在的，例如水果中的果糖、乳製品中的乳糖等。讓醫學界聞糖色變的「糖」是在加工和準備食物時添加進去的非天然存在的糖。

25 加糖提鮮：中餐的垃圾化

糖對於身體並沒有直接的損害，但身體並不需要糖來維持正常運轉，這些添加的糖只提供熱量，並沒有提供其他營養成分。現代肥胖流行以及由此帶來的各種健康問題的一個主要原因是我們的飲食結構中添加的糖越來越多，導致我們熱量攝取越來越多。解決的辦法很簡單：限制添加的糖，建議每天攝取 25 克。

這是什麼概念？一罐可樂含糖 40 克，很多人做一道菜時加的糖就有這麼多。

糖不僅僅是做菜時為了提鮮加進去的，還可能是為了調和味道，比如一湯匙番茄醬裡面有 4 克糖。還有可能是為了發酵，例如一片麵包裡面可能有 3～5 克糖。美國人添加糖的主要來源是碳酸飲料、糕點、甜點等，臺灣人則多了烹飪中添加這一途徑。

為什麼要加糖？

因為好吃，這是存在於我們的基因中的。一千五百萬年前，全球變冷，食物短缺，動物們經常挨餓，於是我們遠祖的基因發生了突變，增加了對果糖的敏感，即便攝取很少量，也能轉換成脂肪儲存起來，等沒有食物的時候能夠維持生命。結果有這種基因突變的就存活下來，沒有這種基因突變的就餓死了。因為這種基因突變，我們吃了糖之後，大腦就會釋放出美妙的資訊，糖就如同一種讓人上癮的藥物。

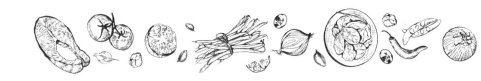

在過去的千百萬年裡，人類及其遠祖所吃的食物中含糖量很少，唯一的例外是蜂蜜。我們對糖很渴望，我們的消化系統則習慣於少糖的飲食結構，這是一種較為完美的平衡，直到近代才被打破，引起了許多健康問題。

所謂加糖提鮮，並不是人們所說的糖可以將食物的鮮味提出來，而是糖在刺激我們的大腦，像吸毒一樣使我們對糖越來越依賴，不添加很多糖的話就覺得不好吃。

有一次在飯店點沙拉的時候，服務員問有什麼忌口的，告訴她不要加糖。端上來後一起吃飯的朋友很驚訝：原來不加糖這麼好吃。

沒有了添加的糖，我們會感受到食物本身的味道，而不是糖給我們的那種虛假的快感。

加糖提鮮還有一個被忽視的健康問題。

有次和母親在餐廳吃飯，告訴服務員，所有的菜都不要放糖，端上來您猜怎麼著？鹹得無以復加！這是因為有添加糖這個習慣，就有了放過多鹽的習慣。吃了太多的鹽，也是一大健康問題，那麼多糖尿病和高血壓，一個怕糖一個怕鹽，限鹽限鹽喊破了天，大家吃著也覺得菜太清淡，您讓廚師不放糖再試試？

加糖提鮮使得中餐成了高糖高鹽的垃圾食品，改善你的飲食結構，請從不加糖開始。

26　楓糖

　　楓糖是用楓樹木質部汁液製成的糖漿，1930 年以前，美國是全球楓糖的主要產地，現在加拿大楓糖占了全球產量的 80%，主要出自魁北克，占全球產量的 75%，美國的楓糖主要產地在佛蒙特，占全球產量的 5.5%。

　　楓糖以健康作招牌，聲稱是天然的純糖。天然是沒錯，楓糖的製作方法分兩步，第一步在樹上鑿個孔，讓汁液流出來；第二步是熬，讓水分蒸發掉，形成濃濃的糖漿，之後再過濾去除雜質。

　　楓糖分 A 和 B 兩級，A 級又分淺色、中度和深色，B 級則顏色很深，楓味最濃，是因為收穫的時間晚，主要作為原料用，A 級則當作糖漿用。如果購買的話，要買真正的楓糖糖漿，不要買楓味糖漿，後者是用白糖或玉米果糖做出來的。

　　楓糖的確從印第安人開始就被食用，歷史很悠久，但歷史悠久和健康不能畫等號。印第安人用過的東西太多了。

　　楓糖到底健康在哪裡？

　　楓糖的健康說法之一是含糖量低，可是商家又宣傳楓糖純、糖含量高，到底高還是低呀？

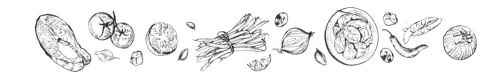

楓糖含糖量為 67%，每 100 克楓糖熱量為 261 大卡。

楓糖營養成分表

每100克含量	占每日推薦量百分比（％）
脂肪總量　0克	0
飽和脂肪　0 克	0
反式脂肪　0 克	
膽固醇　0毫克	0
納　9毫克	0
碳水化合物總量　67克	22
膳食纖維　0 克	0
糖　60 克	
蛋白質　0克	

紅糖含糖量 98%，每 100 克紅糖熱量為 380 大卡。

紅糖營養成分表

每100克含量	占每日推薦量百分比（％）
脂肪總量　0克	0
飽和脂肪　0 克	0
反式脂肪　0 克	
膽固醇　0毫克	0
納　28毫克	1
碳水化合物總量　98克	33
膳食纖維　0 克	0
糖　97 克	
蛋白質　0克	

白糖含糖量 100%，每 100 克白糖熱量為 387 大卡。

白糖營養成分表

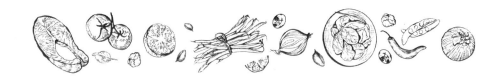

每100克含量	占每日推薦量百分比（％）
脂肪總量　0克	0
飽和脂肪　0克	0
反式脂肪　0克	
膽固醇　0毫克	0
納　0毫克	0
碳水化合物總量　100克	33
膳食纖維　0克	0
糖　100克	
蛋白質　0克	

　　這麼看來，楓糖的糖含量確實比白糖和紅糖少。如果吃同樣的量的話，楓糖確實比白糖和紅糖健康，如果用楓糖替代其他糖，可能會少吃些糖。楓糖的血糖指數（glycemic index, GI）為 54，其他糖為 65，所以楓糖比其他糖升血糖慢一點。

　　但是問題有兩點：一是楓糖是糖漿，和粉末或者塊狀的糖相比，較難在量上相提並論；二是糖的含量再不高也有 60％，如此高的含糖比例離健康飲食的標準相差甚遠。糖對於健康的負面影響越來越受到重視，楓糖作為糖的種類之一，是不可多吃的食物。

　　楓糖的健康說法之二是比白糖和紅糖含有一些維他命和礦

物質，比如鈣、鉀、錳、鐵、鋅等，尤其是錳，100 克楓糖的錳含量為每日推薦量的 165%，其次是鋅，100 克楓糖的鋅含量為每日推薦量的 28%，其他幾種就沒多少了。

但是，靠吃糖吸收礦物質的途徑是下下策，WHO 建議的每日糖攝取量為 25 克，按這個量吃也只能吃到 40% 的錳日推薦量。最好的辦法是從真正的食物中攝取。

楓糖的健康說法之三是含有幾十種抗氧化物。但是抗氧化物本身就不可靠，而且靠吃楓糖來吸收抗氧化物，即便能吸收足夠的量，也得不償失。

現有的楓糖研究都是在實驗室內得出的，並沒有人體試驗的結果。由於楓糖來自楓樹，只要努力找，肯定能找出些抗氧化物等東西來，比如美國羅德島大學的一個實驗室就是專門研究楓糖的，根據他們的成果，楓糖都快成超級食物了。然而資助他們楓糖研究的是魁北克楓糖業。實際上，現有的楓糖研究基本上都是楓糖業資助。

楓糖和蜂蜜一樣，在糖裡面不是最壞的種類，但不可多吃，那些楓糖治病和預防疾病的話都不可信。

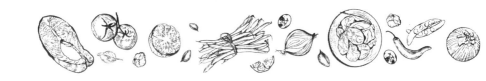

27　低聚果糖

　　低聚果糖（或者叫寡醣果聚糖）近年來變得越來越受歡迎，這種趨勢得益於健康飲食結構的概念逐漸深入人心。

　　低聚果糖能搭上飲食健康的班車，主要有兩個原因：一是它作為甜味劑的一種，和糖相比，熱量低；二是它是所謂的益生元。

　　低聚果糖存在於藍色龍舌蘭草、香蕉、洋蔥、蒜、菊苣根、蘆筍、韭蔥、大麥、小麥、菊芋、菊薯等之中，以藍色龍舌蘭草、菊芋、菊薯中的含量最高。

　　從甜味上，低聚果糖只有糖的 30% ～ 50%。因為其糖苷鍵的原因，低聚果糖不會被唾液和小腸的消化酶水解，能夠一路通往大腸，在那裡被厭氧菌所發酵。這樣它的熱量值低，可以視同於膳食纖維。它又比菊粉等易溶，所以被作為優格或其他乳製品的添加劑。低聚果糖甜度不夠的問題，往往透過加入人工甜味劑來解決。

　　低聚果糖在日本已經有二十多年的推廣歷史，因為它進入腸道後才被發酵，可以刺激雙歧桿菌繁殖。因為雙歧桿菌被認為是益生菌，低聚果糖就贏得了益生元的稱號，被認為是一種

27 低聚果糖

有助於腸道健康的食物，地位和維他命、礦物質相提並論，也因此出現了低聚果糖補充劑，成為健康食品，更冒出了一些「神奇」的功效，比如有人聲稱自從吃了它以後就不便祕了，連痘痘也不長了等等。

腸道裡菌群很多，那些益生菌對於健康的影響並非體外實驗所得出的那樣，而是要置於腸道這種諸多細菌相互競爭、相互制約甚至相互依賴的環境中，這種環境在體外實驗目前根本無法模擬。直接吃益生菌，這些細菌能否在腸道中生存下來都是問題。吃益生元以期促進腸道中益生菌的繁殖看起來更實際一點，但一來如果某種細菌過度繁殖，很可能從有益菌群變成有害菌群，二來不能保證僅促進益生菌繁殖，低聚果糖問題就在這裡。

低聚果糖能夠刺激雙歧桿菌繁殖這個結果並沒有獲得普遍認可，有的試驗證明能，有的實驗證明不能。除此之外，低聚果糖還會刺激其他菌群的繁殖。例如促進小腸中克雷伯菌生長，這種細菌和僵直性脊椎炎有關，會引起小腸滲透問題；促進大腸桿菌和梭菌等益生菌的敵人繁殖，一些酵母菌也能利用低聚果糖，這些對健康是不利的。目前看來，低聚果糖是敵我不分地為腸道菌群提供食物。

細菌適應環境的能力很強，那些之前不能利用低聚果糖的細菌，當腸道中低聚果糖比例升高以後，它們有可能很快變異，

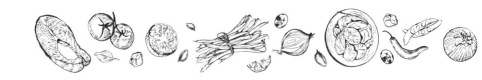

能夠利用低聚果糖作為食物來源，其中很多細菌是對人體有害的，因此益生元這個概念是站不住腳的，益生菌也是一個非常複雜的概念，起碼目前言之過早。

低聚果糖還有可能導致過敏。

目前已知的低聚果糖的副作用有脹氣、痙攣、腹部不適或疼痛、腹瀉等，尤其是每天吃15克以上，雖然安全劑量為20克。如果本人是乳糖不耐症，副作用可能更多，亞洲人中恰恰乳糖不耐症比例很高。低聚果糖發酵後產生氫和二氧化碳，多吃了之後一肚子這東西，感受可想而知。

低聚果糖是一些食物中天然存在的東西，安全係數還是相對高的。如果從膳食纖維的角度考慮，對緩解便祕、改善腸道健康還是會有幫助的，但其他膳食纖維也能達到同樣的效果。至於益生元的效果，就不要考慮了。

應該努力從食物中攝取低聚果糖，多吃些含低聚果糖的食物，少吃或者不吃低聚果糖補充劑，當然富含低聚果糖食物如藍色龍舌蘭草、菊芋、菊薯也難以加入到日常飲食結構中去，香蕉之類的就聊勝於無了。

有的飲料以低聚果糖為幌子，這就大可不必了，因為那些飲料添加的糖恐怕很多，低聚果糖只是圖廣告效應，之前說過，要喝就喝水，飲料類一概不碰就是了。

28　木糖醇

　　每逢佳節多有問食物相關問題的，這位問：「優格和香蕉真的不能一起吃嗎？」

　　是這麼吃嗎？

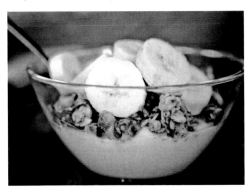

　　還是要告這個廠商去？

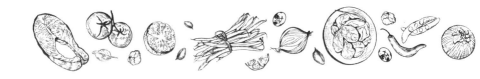

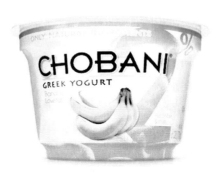

回信告訴他，誰講不能吃，發給他上面這張圖片。

有人問：「吃了魷魚再吃鳳梨會死嗎？」

南洋那邊這麼吃的人不少，比如下面這兩道。

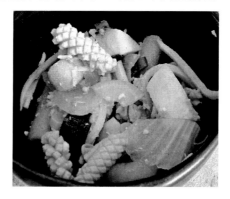

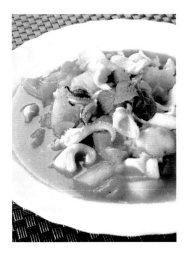

　　魷魚和鳳梨在人消化道裡相遇，是不會迸發出激情的火花的。

　　類似的謠言多於過江之鯽，就不做謠言粉碎機了，今天的主題是木糖醇。

　　市面上標著木糖醇的食品很多，原因是糖尿病患者越來越多。木糖醇在很多水果和蔬菜的纖維中存在，只是濃度低。工業化生產是先從硬木或玉米棒中分離出多縮木糖樹脂，然後水解成木糖，之後催化氫化為木糖醇。木糖醇對人沒有毒性，也沒有致癌的可能，是一種安全的食物，已經在食物中廣泛應用超過 40 年。

　　木糖醇的糖味不亞於蔗糖，但熱量要少 33%，一克木糖醇

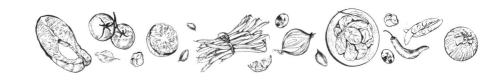

的熱量為 2.4 大卡。相比之下一克糖的熱量為 3.87 大卡。和葡萄糖的升糖指數（GI）99 相比，木糖醇只有 8 ～ 9，所以不會影響血糖和胰島素平均值，是糖尿病患者食物中添加糖的替代物，既能控制血糖，也能控制總熱量的攝取。

在人的消化道中，木糖醇的吸收比葡萄糖和果糖的效率低多了，會被轉化成 6- 磷酸葡萄糖和肝醣，但速度很慢。在大腸中，透過細菌發酵，木糖醇被部分轉化成短鏈脂肪酸。在營養缺乏的年代，如果吃這東西的話是自找營養不良，但是在今天，它就可以被看作可溶性膳食纖維，對消化功能有好處。不僅糖尿病患者，正常人如果習慣做飯加糖的話，可以考慮用木糖醇替代其他糖。

早年的研究發現木糖醇可以預防蛀牙，但目前認為證據品質不高。

研究發現含有木糖醇的口香糖可以將幼兒園兒童患急性中耳炎的風險降低 25%，原理是可以協助和刺激自然的鼻咽清洗、減少細菌存在和過敏原。因此木糖醇作為藥物使用時，上限是成人每天 50 克，兒童 20 克。

雖然每天吃 400 多克都不會有什麼問題，但一來畢竟含有熱量，吃多了變胖；二來和其他糖醇一樣，由於不能完全分解，高劑量會導致腹瀉和產氣。

木糖醇的最大問題是會導致狗中毒，如果狗攝取每公斤體

重 100 毫克的話會導致低血糖，達到每公斤體重 500 ～ 1,000 毫克的話會導致肝衰竭，因此每年有不少寵物狗死於吃木糖醇食物。如果家中養狗的話，要注意不要讓狗吃含木糖醇的食物。

市面上的木糖醇食物有過度宣傳的問題，對於糖尿病患者來說，不是由木糖醇替代了糖就萬事大吉了，除此之外還要控制飲食，特別是碳水化合物和升糖指數高的食物的攝取量。糕點之類雖然是用木糖醇代替其他糖類，但整體來說還是升糖指數高的食物，依舊不可多吃。

木糖醇不是糖尿病的終結手段，只是對控制血糖和胰島素平均值有所幫助，控制糖尿病看的是血糖平均值，而不是吃不吃木糖醇。

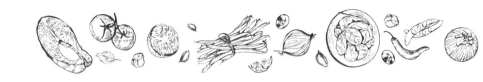

29　花生與過敏那些事

　　花生常常被認為是堅果，其實是豆類，因為前者是在樹上結的，花生則是長在地底下的。然而從味道和營養上，花生和堅果類似，在飲食結構中用途也是一樣的，花生由於能夠製作食用油和花生醬，其消耗量比所有堅果加在一起還多一倍。

　　花生的熱量很高，100 克含 585 大卡，其中 416 大卡來自脂肪，其重量的二分之一是脂肪，其四分之一是蛋白質，剩下的是碳水化合物。碳水化合物中有 8 克膳食纖維、4 克糖，就纖維含量來說是很不錯的，蛋白質含量也高，值得考慮的是脂肪。

　　營養成分表

29　花生與過敏那些事

每100克含量	占每日推薦量百分比（％）
脂肪總量　50克	76
飽和脂肪　7克	0
反式脂肪	
膽固醇　0毫克	0
納　6毫克	0
碳水化合物總量　22克	7
膳食纖維　8克	32
糖　4克	
蛋白質　24克	
維他命A	0
鈣	5
維他命C	0
鐵	13
總熱量585大卡	來自脂肪的熱量416大卡

　　花生的脂肪含量雖高，但 50 克中只有 7 克左右是飽和脂肪酸，24.6 克是單元不飽和脂肪酸，15.7 克是多元不飽和脂肪酸，這一點看是不錯的。Omega-6 脂肪酸含量很高，相比之下，Omega-3 脂肪酸的含量可以忽略不計，這一點上是不理想的。

　　脂肪和脂肪酸

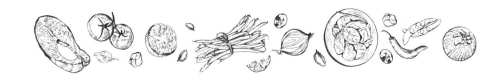

每50克含量		占每日推薦量百分比（％）
脂肪含量	49.7克	76
飽和脂肪酸	6.9克	34
單元不飽和脂肪酸	24.6克	
多元不飽和脂肪酸	15.7克	
反式脂肪酸總量	—	
反式單元烯酸脂肪酸總量	—	
反式多元烯酸脂肪酸總量	—	
Omega-3 脂肪酸總量	3毫克	
Omega-6 脂肪酸總量	15 691毫克	

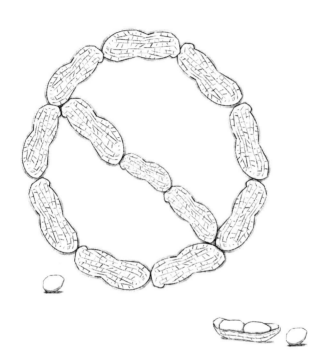

在維他命和礦物質方面，維他命 E、硫胺素、菸鹼酸、鎂、磷、鉀、錳的含量高。

在不多吃的情況下，花生算健康食物。在營養不足的情況下，花生還可以救急，但如果營養充足的話，則不可多吃。

除了花生之外，花生油和花生醬食用得更廣泛，在不多吃的情況下都是值得選擇的食物。但是花生類食品有一大一小兩個問題，大問題是過敏，小問題是黃麴毒素汙染。

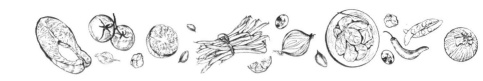

　　人群中花生過敏的比例約為 0.6%，因為存在過敏休克這種危及生命的後果，所以很受重視。如何預防和減少花生過敏一直有爭議。

　　根據統計，美國人吃的食物中 73% 含有花生成分，這樣的一個後果是花生過敏婦孺皆知，尤其在學校，對含有花生的食物盡可能注意，甚至有的學校嚴禁此類食物。近年來，對花生過敏的兒童越來越多，似乎出現了花生過敏的流行趨勢。

　　花生過敏是食物過敏的一種，是八大食物過敏之一，它是人體的免疫系統對花生成分的過度反應造成的，過敏者中很少一部分會出現嚴重的生理症狀，其中嚴重的過敏者要馬上就醫，用腎上腺素治療，否則可能有生命危險。

　　儘管花生過敏似乎很常見，但根據美國 NIH 的調查，只有 0.6% 的人對花生過敏。英國的資料是 1.3%，這個數字和美國自我報告的花生過敏資料 1.4% 非常接近。在流行病學調查和自我報告之間存在著一倍以上的差距，相關專家認為在花生過敏上，群體精神官能症（mass psychogenic illness, MPI）的成分很大，是對花生過敏的流行性歇斯底里。

　　2005 年有一篇迄今仍然有很多人信以為真的報導，講的是加拿大一位對花生過敏的 15 歲女孩和男友接吻後死亡，原因是男友剛剛吃完花生糖。這篇報導對花生過敏的流行性歇斯底里產生了非常大的推動作用，成為花生過敏的一個典型教材。其

29 花生與過敏那些事

實這位女孩患有氣喘，她的男友是在與她親吻前九個小時吃的花生糖，經研究證明一個小時後唾液中就不再有過敏原了。真正的原因是女孩參加一個聚會，裡面有很多人吸菸，導致氣喘發作而死，是菸草而不是花生殺死了這個女孩。

該案例雖然和花生過敏無關，但 MPI 並不僅僅是心理作用，而是確實有症狀的，例如我兒子學校有位同學據說連摸一下有花生成分存在的桌面都可能休克，弄得全校因此對花生成分如臨大敵。

花生過敏在美國、英國等國家似乎很多，但在其他國家尤其是第三世界國家卻很少見，因此對於引起花生過敏的原因就有幾種說法。

最早的說法是因為過早接觸花生成分引起的，2000 年美國兒科科學院建議在懷孕和哺乳期間不要吃花生和其他堅果，孩子在 3 歲以前不要接觸花生和其他堅果，以預防花生過敏。之後的研究並沒有發現在懷孕哺乳期間和 3 歲以前接觸花生會增加過敏風險的證據。2008 年美國兒科科學院取消了這個推薦。

與此同時，幾項研究發現避免早期接觸花生成分反而會增加過敏的可能性，英國科學家比較在英國的猶太兒童和在以色列的猶太兒童，發現前者的花生過敏比例是後者的 10 倍，他們把這個現象歸結於在以色列的兒童很早就接觸花生成分，英國兒童則在 3 歲以前不接觸花生成分。出於設計上的原因，對此

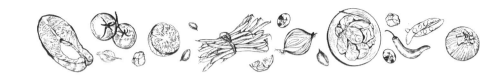

項研究的爭議較大。

2013 年 12 月發表的一篇文章肯定了這種說法，對 8,205 名出生在美國的兒童的研究發現，每週至少吃 5 次花生或其他堅果的母親生下的孩子患花生過敏者，遠比很少吃花生或其他堅果的母親生下的孩子少。對此項研究依然有爭議，因為這只揭示了一種關聯性，並不能證明是花生的攝取減少了花生過敏的風險。但至少支持美國兒科科學院的現有推薦，即不必對花生及其成分忌口。

這些研究加上在第三世界國家很少見到花生過敏，使得衛生假說（hygiene hypothesis）顯得更有說服力，也就是過度的乾淨和避免接觸是花生過敏在已開發國家越來越嚴重的原因。

衛生假說也不能完全站住腳，就拿中國為例，2000 年之前罕見有花生過敏的報導，2008 年後開始多了起來，但中國並沒有像英國和美國那樣曾經建議懷孕哺乳期間和 3 歲以前避免接觸花生，其可能是對花生過敏不清楚和不重視，沒有把過敏症狀和花生聯繫起來，自然更沒有群體精神官能症。在美國這種情況也存在，有些家長一直忽視孩子存在食物過敏的情況。如果像美國這樣加強花生過敏的宣傳，第三世界國家的花生過敏比例可能也會上升。

總之，花生過敏的原因迄今並不清楚。

雙盲試驗並沒有證明觸摸或者聞味能導致過敏，顯示花生

過敏有很大的心理因素。花生過敏的情況並沒有想像的那麼嚴重，上面說到 2016 年的研究，8,205 名兒童中 308 人患有食物過敏，占 3.75%，其中 140 人對花生或其他堅果過敏，占 1.7%，僅對花生過敏的更少。美國估計每年所有死於食物過敏的人為 150 位，1996 年到 2006 年之間，美國死於花生過敏的只有 13 人，其中 6 位是成人。

　　對於 95% 以上的兒童來說，都不會出現食物過敏或花生過敏，因此沒有必要緊張。但對於 0.5% ～ 1% 的兒童來說，由於還不十分清楚原因，無論怎樣防護，都有可能出現花生過敏，因此緊張也沒有用。

　　雖然花生過敏無法治療，但可以用脫敏療法使人耐受。剛剛發表的一篇論文，美國科學家用花生口服免疫治療，使得 54% 參試的花生過敏者每天能夠吃相當於 10 粒花生的花生成分，91% 可以吃相當於 5 粒花生的花生成分。這種療法起碼能夠提供耐受 2 年以上，如果每天堅持吃花生的話，還能夠繼續耐受下去。這種免疫療法雖然不能治療花生過敏，但可以讓過敏者不至於出現嚴重的症狀。

　　另外一種辦法是去掉花生中的過敏原，其一是在加工過程中去掉，這樣用於各種食物的花生成分就不會引起過敏。其二是用基因改造技術生產出不會引起過敏的花生，如果成功，就有可能從根本上解決花生過敏的問題。

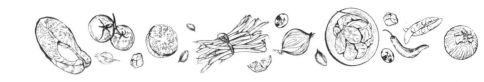

　　2015 年一項標誌性研究發現，儘早讓嬰兒接觸花生食品可以減少花生過敏的風險，如果在孩子 4 ～ 11 個月大時服用花生食物，在孩子 5 歲時，患花生過敏的風險能夠減少 80%。

　　這項研究之所以重要，是因為之前的主流觀點傾向於在兒童期杜絕花生食品以預防花生過敏。從預防花生過敏的角度，這項研究並沒有給出下面問題的答案：孩子是不是要一直吃花生食物，以保持對花生過敏的預防能力？

　　最近有一篇論文賦予花生醬新的用途，這是在休士頓西班牙裔兒童中進行的一項飲食干預，因為西班牙裔兒童肥胖症的比例很高，這項研究採取在放學後的校車上發放花生醬餅乾的辦法，因為花生醬含熱量高、營養也不錯而且有飽腹感，這樣孩子們回家後在沒有大人的監督下就會少吃垃圾食物，結果和預期的一樣，吃花生醬餅乾的兒童體質指數（body mass index, BMI）減少程度大於不補充花生醬餅乾的兒童，由此得出結論：花生醬有可能預防肥胖症。

　　有一項研究發現患氣喘的孩子中 22% 對花生過敏，由於症狀相似，應該檢測一下。

　　其實對於一般人來說，吃花生也好，吃花生醬也罷，圖的是好吃。虎老師每天的早餐是靠一片全麥麵包，抹上半薄不厚的一層花生醬，再倒上一杯脫脂牛奶，外加少許水果，在烤麵包和花生醬的香味中看看昨天晚上大家的私訊：虎老師，我已

29　花生與過敏那些事

經烙賽好幾回了，要不要去醫院呀？在線等……虎老師，怎麼不回答呀？我又要去廁所了……

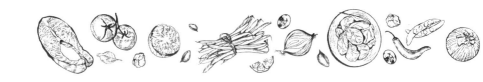

30　香蕉的益處

　　香蕉在生物學上屬於漿果，早在西元前 8000 年至前 5000 年就被人類種植，始於東南亞和巴布亞紐幾內亞，現在在全球範圍內廣泛種植，其產值在食用植物中僅次於稻米、小麥和玉米。

　　一根中等大小的香蕉含熱量 105 大卡，碳水化合物為 27 克，其中膳食纖維 3 克，蛋白質 1 克，無膽固醇和鈉。在維他命上，各種都有，含量高的為維他命 B6 和維他命 C。在礦物質上，錳、鉀、鎂的含量高。

　　人們吃很多香蕉，例如在美國，香蕉的消耗量超過蘋果和橘子消耗量的總和。從營養的角度，香蕉的膳食纖維含量和一些維他命及礦物質含量，使得它符合健康食物的標準。那麼從健康的角度，香蕉究竟有什麼益處？

　　關於香蕉的健康益處的說法有很多。

　　降血壓。這是因為鉀離子有擴張血管的效果。1997 年美國約翰·霍普金斯大學的一項研究發現，每日攝取 2,300 毫克鉀可以達到降壓藥的一半效果，要想透過香蕉來攝取這麼多的鉀，每天要吃 5 根香蕉。難嗎？熱帶的猴子應該能做到吧。1999 年

30　香蕉的益處

印度的一項研究發現每天吃 2 根香蕉，可以將血壓降低 10%，並且在動物實驗中證實了香蕉的降壓效果。每天吃 2 根還是能努力去完成的，不過如果血壓很高的話，降壓藥不能停。

氣喘。英國 2011 年的一項研究發現每天吃 1 根香蕉的兒童，其氣喘症狀出現的風險降低 34%。但是，香蕉也有可能刺激氣喘發作。

癌症。美國 2004 年的一項研究發現 2 歲之內吃香蕉、橘子和飲用橘子汁可以降低患白血病的風險。

心臟病。這是和高攝取鉀有關，比如一項研究發現日攝取 4,069 毫克鉀者和日攝取不足 1,000 毫克鉀者比，死於缺血性心臟病的風險下降。問題是這得每天吃 9 根香蕉。

由此可見，香蕉的健康效果是存在的，但效果一來不會非常顯著，二來達到效果要多吃香蕉。

還有就是香蕉通便，這是較為普遍的認知，香蕉到底有沒有這本事？

如果香蕉沒有熟透的話，則可能導致便祕，因此吃香蕉要等香蕉皮都變黃。香蕉是高澱粉水果，含有大量的簡單碳水化合物，還有大量的果膠，吃多了的話都會引起便祕。

但是，香蕉的膳食纖維含量不錯，還有鉀、低聚果糖等，有通便效果。

綜合一下，香蕉如果不多吃的話，是不會引起便祕的，但

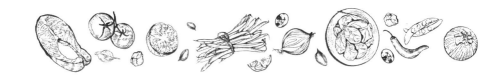

其通便效果則很難說。為了怕便祕不能多吃，上面的健康效果就打折扣了。

另外一個說法是香蕉催眠，這是因為香蕉富含的鉀、鎂可以讓肌肉放鬆，還有有一定催眠作用的色胺酸，一項小型研究發現吃香蕉後兩個小時，血內褪黑素平均值上升。

但是，睡不著的不要對香蕉期待太高，即便有催眠作用也是很有限的，能不能入睡、是否能睡得踏實，關鍵在於睡眠習慣。

還有一條值得注意，如果腎功能不好，就不要攝取過多的鉀，特別是服用可以增高體內鉀平均值的 β 受體阻滯劑藥物時，吃香蕉要適量。

對於糖尿病患者來說，吃香蕉則不要吃熟透的，因為熟透的香蕉屬於高 GI 食物，未熟透的香蕉是低 GI 食物。糖尿病患者一則不可多吃香蕉，二則吃未熟透的香蕉。至於便祕嘛，只好由它發生了。

最後感慨一句，華人傳統的以形補形的理論居然沒有用在香蕉上，如此形似之物怎麼沒有被當成壯陽之物？

31 橘能入藥，又是什麼鬼？

偏方能治病？

先扯遠點，白血病是兒童和青少年最常見的癌症，也是在治療上進展很快的癌症。正因為少年兒童多發，想當年身邊三不五時就出現，學校裡哪位同學的弟弟妹妹得白血病了，號召大家捐款。在學校這樣，在家也這樣。比如某個週末回家，吃飯的時候老爸問：最近在學校怎麼樣？

我說：前天宰了一頭牛。

老爸：學工、學農、學屠夫去了？

我說：是因為在微生物教研室實習，做細胞培養要小牛血清，科學研究經費有限，所以從牛場買來剛出生的小牛，殺了取血，自己製備。

殺牛這工作不好做，牛運來後得從一樓抬上三樓，研究生加上大學生，五六個人一邊抬一邊喘再加上牛哼哼，樓裡各教室正上課的同學很詫異，光天化日的這是在幹嘛呀？取完了血，把牛大卸八塊，教職員分了。

老媽插話：牛頭呢？

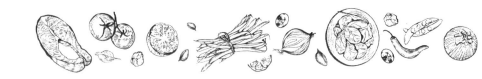

我說：丟了吧。

老媽：那是好東西呀！

我說：怎麼好？

她說她們單位同事的孩子得白血病了，得一偏方，要牛頭上貼著頭骨的那層皮。老媽吩咐，下次一定把牛頭拿回來。

過了兩週，又宰一牛，血淋淋的牛頭讓我拿回宿舍，才週三，就把牛頭包好了掛在窗戶外面，等週六再拿回家。結果第二天早上遭到全宿舍討伐，說昨晚做了一夜噩夢，勒令今天必須拿走。

把牛頭放在腳踏車前面的籃子裡，騎車往家奔，騎到半路，沒留神牛頭滾了出來，掉到地上紙裡包不住牛頭了，圍了小半條馬路的人：年輕人你包的這是什麼呀？

我說這是藥材、藥材！治白血病的。

一場偏方現場普及會。

牛頭皮給白血病患者用上了，結果呢？沒有用，偏方是不能治大病的。

在此之前，還有一起，是樓下的鄰居到各家求助，說同事的孩子得白血病了，要用一味藥，叫做橘絡。

橘絡就是橘子的筋絲，有人吃橘子時覺得那些筋絲不好吃，就先摘掉。這位鄰居要求大家吃橘子之前把那些絲全摘掉，留給他。要說橘絡確實是一味傳統中藥，能順氣活血，這不正好

31　橘能入藥，又是什麼鬼？

治白血病嗎？

　　整棟大樓的人從此吃橘子之前認真剝絲，吃完橘子把那些絲送到這位鄰居家裡，送了一陣說不必送了，沒治好，患者去世了。

吃橘子上火？

　　之後風向大轉，吃橘子時不能剝絲了，尤其是孩子，因為這一場橘絡的普及，讓大家知道橘子吃多了容易上火，尤其是孩子，但吃橘絡能敗火，所以要一起吃下去。

　　吃橘子為什麼上火？說法一套一套的，陽氣盛之類的，聽起來好像懷裡拿個橘子就能夜宿墳場了。因為會上火，冬天不能吃，感冒咳嗽不能吃，還有其他種種不能吃。究竟能不能吃？能不能多吃？

　　能吃，能多吃，因為這世界上原本就沒有所謂的上火。

　　傳聞說多吃橘子易上火，會出現舌乾燥、喉嚨痛、便祕等。

　　實際上，喉嚨痛是因為感染，便祕是因為飲食中水分過少、纖維過少、缺少運動等因素造成的，跟吃橘子無關。

　　再看看橘絡這東西為什麼成了一味中藥，沒有科學證據，只是因為它在橘子裡長得像經絡，所以能通經絡，這個理論樸素得讓人哭笑不得。

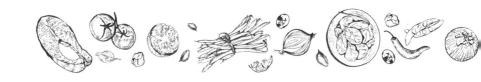

百年老陳皮

橘絡之外還有橘皮，即所謂的陳皮，到這裡得誇誇中藥的廢物利用了。

說陳皮之前，講講血橙。

血橙因為其所含花青素的原因，橘肉的顏色和血一樣，故而得名，在義大利等地種植較多，紐西蘭也有。

和其他柳丁比，血橙的營養成分差不多，葉酸的含量高一點，紅色的花青素除了顏色外，也沒有什麼過人的能耐。有一項實驗室研究發現血橙汁可以減少食用高脂肪飲食的小鼠得肥胖症的風險。還有一項人體試驗，在吃很不健康的英式早餐的同時喝血橙汁，看看能不能減少點風險。

上述研究的問題是明知這類飲食不健康卻非要吃，希望血橙汁能抵消一點。和健康吸菸的研究是一路貨色。正確的方式應該是從源頭入手，壓根就不吃這類飲食。之所以做這種研究，就是為了給義大利等地的血橙找出路。

血橙就是柳丁的變種，沒什麼特殊的，什麼手腳冰冷吃血橙完全是沒根據的事，血橙膠原蛋白也是在玩欺詐的把戲。

橘皮入藥既人性化也不浪費，吃橘子前肯定剝皮。但橘皮的功效同樣是沒有任何可信證據的，所依仗的就是傳統。橘皮越老越好，所以叫陳皮，到了百年陳皮的程度就貴過黃金了。

31　橘能入藥，又是什麼鬼？

　　越老的東西越有療效，比如百年老山參，從傳統邏輯上能理解，老嘛，再修煉修煉就成仙了，吃進去搞不好能延年益壽。說家裡有幾根百年老參，指的是那高級蘿蔔在土裡長了一百年了，不是指拔下來在家裡存了一百年。有什麼理論證明一塊果皮擱在家裡一百年就成仙丹了？

　　現代醫學是一統的，傳統醫學也是相通的。這種百年老藥在國外也有。阿拉伯世界進入醫學黑暗之後，出現了一劑藥，叫做蜜人。

　　蜜人是這麼製作的，老人知道自己將死，就只吃蜂蜜，一直吃到死，也可能就是這麼吃吃死的。死了後埋在地下，一百年後挖出來，整個屍體就跟個蜜團一樣，切而食之，可治百病。這蜜人可非百年陳皮可比，可惜只見記載，未見實物。埋地下一百年，風雲變幻，保證沒人提前挖出來也是一個難題。

　　有記載也有實物的是中世紀歐洲的木乃伊粉，這是當年埃及的出口支柱產業，就是把地下埋的古埃及木乃伊挖出來，搗成粉，然後出口歐洲。當年歐洲從王公貴族開始，有點錢的都會隨身戴個精緻的小瓶子，裡面裝著木乃伊粉，不管得了什麼病，都從裡面倒出一把，就著紅酒呀開水呀吞下。

　　為什麼有效？因為在地下埋了好幾千年了。

　　現代醫學出現之後，木乃伊粉沒人吃了，可是埃及地下有的是木乃伊，經常挖出來，只好再找出路，一條出路是整屍出

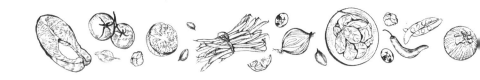

口，供巴黎上流社會聚會時玩遊戲，看哪個貴婦人拆木乃伊的裹屍布速度最快，當年巴黎的貴婦人口味真的很重。還有一條出路是裹屍布出口，加拿大有人將它重新洗洗，切成小塊，包裝食品，結果因為沒洗乾淨，帶著霍亂菌，引起霍亂流行。

最後沒有出路了，只能自己解決，埃及修了鐵路後，木乃伊全當柴火給塞進火車的鍋爐裡去了。

百年陳皮、幾千年木乃伊粉，還有神龍見首不見尾的蜜人，不過是一脈相承的愚昧罷了。

32　西瓜：吃瓜群眾口福多

有人來私訊：「老師，跟你確認一下，吃西瓜並不會造成所謂的宮寒吧？想得到您的確認，以後就可以放心大膽吃啦，謝謝。」

虎老師代表全世界種西瓜的、賣西瓜的和吃西瓜的回答：「當然不會，因為根本就沒有所謂的宮寒。」

這位高高興興大口吃西瓜去了，虎老師也不能閒著，到Costco 挑了顆大西瓜。

俗話說溫飽思淫慾，當代還得加上一句：溫飽思怪異。想著過去貧窮的年代能不餓到就謝天謝地了，誰講究這不吃那不吃、這個不能和那個一起吃、這個那個不能空腹吃？要我說是沒餓到那種程度，真的很餓吃什麼不是空腹呀？

現在食物豐富了，人們就窮講究了。拿西瓜來說，一個性寒就嚇倒了百八十萬人，尤其是孕婦。傳統的解釋是西瓜有天然白虎湯之稱，太過寒涼，現代的解釋是西瓜會增加血糖，引起妊娠糖尿病。還有比較人性化的，說西瓜可以吃，但不能吃冰箱裡放過的西瓜，因為會導致宮寒。

唉，女人生在亞洲，尤其是孕婦，都不能愉快地吃西瓜了。

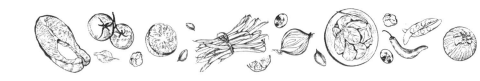

　西瓜估計原產於非洲喀拉哈里沙漠，據古埃及文字記載，五千多年前就種植西瓜了，古埃及人還把西瓜放在金字塔裡，以便木乃伊們重生之後享用。西瓜出埃及後先遍及地中海沿岸，於西元 10 世紀進入中國，18 世紀隨先民渡海才傳至臺灣。現在市面上有雜交不育的無籽西瓜，這樣吃起來非常爽。

　西瓜在夏季上市，人們吃西瓜為了解暑，其實是衝著西瓜所含的水分，因為夏季天氣炎熱，人們更需要補水，西瓜的含水量為 92%，西瓜的糖分讓人們容易吃進去，身體補了水，感覺很舒服。

　一些專家稱西瓜為最健康的食物之一，原因除了西瓜含水量冠於水果之外，還有另外幾個原因。一是西瓜的熱量少，280克西瓜的熱量為 85 大卡。然後是維他命 A、維他命 C 的含量比較高，最後是茄紅素的含量高，尤其是熟透的西瓜。從這些來看，西瓜談不上最健康的食物，不過是一種很健康的食物。只是西瓜的 GI 高於其他水果，糖尿病患者不可多吃，但稍稍吃一點也是可以的。

　所謂性寒，毫無科學道理，更沒有什麼天然白虎湯。

　至於孕婦吃西瓜會導致妊娠糖尿病，則來自對妊娠糖尿病的一知半解。懷孕期間，為了支持懷孕，胎盤產生激素，使得細胞對胰島素產生抵抗，正常情況下，胰臟會相應地多產生胰島素，但有些人的胰臟無法多產生胰島素，結果就成了妊娠糖

尿病。35 歲以上的孕婦、肥胖的孕婦患妊娠糖尿病的風險高，妊娠糖尿病也有家族史，有糖尿病早期症狀者也易患妊娠糖尿病。這種病有種族因素，亞裔屬於高發族群，不關西瓜的事。

　　至於西瓜敗火的說法，無非是吃完西瓜後去洗手間的次數多，這是因為體內進入這麼多水分，排出去自然也就多，喝同等量的水也一樣的。根本就沒有所謂的火，因此也沒有上火和敗火。

　　夏天到了，是吃西瓜的季節，不管是不是孕婦，都不要讓那些愚昧的說法壞了吃西瓜的興致。

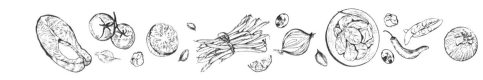

33 木耳不治病

　　有人提的意見很中肯，科普不能總說這個不可靠那個沒有用，也要正面說說。接受意見，從木耳開始，說的是當食物吃的木耳。

　　木耳讓我們的餐桌豐富了那麼一點點，讓熱衷於養生的人們多了一種選擇，設想一下如果沒有木耳，我們的飲食、我們的養生事業會怎麼樣？

　　說實在的也沒什麼影響。

　　木耳是一種真菌，長在樹上，被稱為「山珍」、「素中之葷」等，就不說這些名稱有多麼的浮誇吧，現在的木耳都是用木屑人工培育的，談不上珍貴，只是讓真菌為我們的腸胃服務罷了。

　　木耳是乾燥後出售，食用前泡開。之所以不吃新鮮木耳，主要是不好吃，新鮮木耳 90% 的成分是潮溼物，跟啃木頭一個味，而且含有卟啉（porphyrin），易引起日光性皮炎，晒乾後卟啉分解就沒事了。

　　100 克乾木耳含熱量 286 大卡，成分主要是多醣，含 65 克，蛋白質 10 克左右，鐵、鈣、磷、膳食纖維豐富。因此在飲食中包括木耳還是很不錯的選擇，但也不要指望靠吃木耳能吃成什

33 木耳不治病

麼，能夠造成的是和其他食物一起達到營養均衡的目的。至於黑木耳因為黑而受吹捧，就只能一笑置之了。

木耳的問題除了黑木耳造假之外，還有農藥殘留，後者經過多泡泡就能改善了。

木耳藥用歷史悠久，而且不僅在亞洲國家，西方諸國也用木耳治病。16 世紀末英國草醫們將木耳放在牛奶裡煮，或者放在啤酒或醋裡，用於治療咽炎，類似的木耳藥治咽炎一直在英國延續到西元 1860 年。

近代把木耳當藥用的有印尼人，更近一點的是迦納人，他們將木耳用於補血。

海內存知己，天涯若比鄰，中醫也用木耳養血補血，這一點有了現代營養學的支持，因為木耳含鐵量高。

用現代醫學的手段研究木耳的有效成分有一些結果，1980 年代發現木耳裡的兩種葡聚糖在小鼠肉瘤模型上有抗癌效果，但是進一步發現其他相似真菌有效，偏偏木耳無效，有沒有效都只是在小鼠身上，並沒有人體試驗資料。還有一項研究發現木耳提取物在小鼠糖尿病模型上有降糖效果，同樣也只是在動物模型止步。

另外一項研究發現木耳提取物有抗凝效果，但停留在試驗階段。還發現能降膽固醇，但並沒有進一步研究，因為來自青黴菌的他汀類藥物既有效又安全，就沒有必要再到真菌

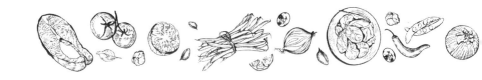

裡亂找了。

　　上述這些研究或者很初步，或者止步於動物模型，根本沒有人體試驗結果，卻被有心人拿去大肆宣傳木耳的藥用效果，這些效果都是毫無根據的，即便日後發現真有效，也是從木耳中提取純化的成分，吃木耳是不可能達到這種效果的。

　　在保證食品安全的前提下，木耳還算健康食物。吃木耳就吃木耳，別圖養生也別圖治病。

34　豆腐與女人

育齡婦女中，能懷孕的占大多數，難懷孕或者不孕的也是有的。若存在這種情況，可以借助現代醫學進行治療。

近來出現了一個假說：吃大豆會損害女性的生育力。

大豆及其製品是亞洲人的傳統食物，我們不僅有老外看不懂涵義的「吃豆腐」，更有華人式幽默「找塊豆腐撞死」等。

其實早在 2004 年，這個假說就被科學打了臉，研究證明吃大豆或者大豆補充劑不影響生育能力。之後，豆腐在西方站住腳了。Costco 也有賣豆腐，而且特意標明此物非基因改造。

最近有一篇新文獻：塑膠製品中的酚甲烷（bisphenol A, BPA）是雌激素模擬物，96% 的人體內有 BPA，這東西有很多潛在的健康風險。這項研究發現體內 BPA 高的女性人工授精成功率低，如果她們飲食中包括大豆製品的話，人工授精成功率就不受體內 BPA 平均值的影響，成功率就上來了。也就是說，大豆製品可以讓生育力免受 BPA 的影響。

這樣一來，女人們可以放心吃豆腐了。

女性更年期的主要症狀之一是潮熱，目前有的研究顯示多吃大豆製品（比如豆腐）有助於緩解潮熱，但也有研究顯示不

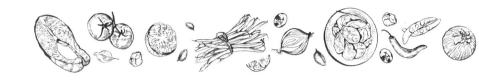

能。不管能還是不能，在飲食結構中添加豆腐等大豆製品對健康有好處。更年期後女性少了雌激素的約束，容易發胖，患心臟病、糖尿病等慢性病的風險也高，多吃點豆腐有助於維持體重，也因此間接預防了患這些慢性病的風險。

大豆含植物雌激素，因此一直存在著大豆製品和乳癌等女性癌症關係的討論。一方面亞洲女性乳癌發生率較西方國家低，也許和吃大豆製品相關；另一方面大豆的植物雌激素也許會刺激乳癌等癌症細胞的成長，滿讓人擔心的。

在動物實驗中發現大豆製品會刺激乳癌細胞生長，但是在人體使用中發現多吃大豆製品能減少乳癌的復發。因此看起來大豆製品對乳癌患者來說是有利的，可以放心地吃豆腐。而且目前的研究是基於吃豆腐等食物，而不是吃大豆補充劑。

還有一點，似乎豆製品過多加工後，其益處就消失了，因此吃豆腐，不要吃油炸的。

好吧，到了飯點了，吃豆腐去。

35　巧克力的健康故事

巧克力是什麼？

顏色黑或者不黑的小塊，放進嘴裡甜滋滋的很好吃，但這種固體巧克力只有不到兩百年的歷史，是歐洲人研製出的變種，在此之前的三千多年裡，巧克力不是固體食物，而是液體飲料。

古方巧克力出現在西元前 1900 年，是美洲土著將可可樹的果實可可豆磨碎後加入熱水、香草、玉米麵粉、辣椒和其他香料製成的有泡沫的飲料。

美洲的土著，從奧爾梅克人、馬雅人到阿茲特克人，都把可可豆飲料當作提神飲品，馬雅人甚至有一尊可可神，並將可可豆飲料用於宗教和祭祀的場所，稱之為神的食物。阿茲特克則認為可可豆飲料是一種春藥。

西元 1519 年，西班牙征服者埃爾南·科爾特斯（Hernán Cortés）應阿茲特克大君蒙特蘇馬二世之邀，來到阿茲特克帝國首都特諾奇蒂特蘭（即今天的墨西哥城），受到阿茲特克宮廷的款待，其中的飲品之一就是女人極其恭敬地用純金盃斟滿冷的可可豆飲料。

其後，風雲驟變，科爾特斯藉機綁架蒙特蘇馬二世，成功

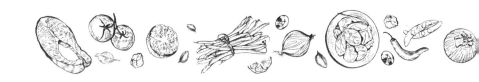

利用他來發號施令。貪生怕死的蒙特蘇馬二世把兩個女兒獻給科爾特斯，科爾特斯喝了更多的可可豆飲料，但沒有發現有任何壯陽的效果。

再其後，阿茲特克政變，淚水之夜，天花流行，一年殺戮，科爾特斯率領墨西哥被阿茲特克帝國壓迫的各部落推翻了阿茲特克帝國的統治，這種可可豆飲料就成了西班牙宮廷的飲品。但是，可可豆所帶來的苦味西班牙人喝不慣，便加入了糖和蜂蜜，也有了巧克力這個詞，具體從美洲土著的哪個詞轉化來的，還存在爭議。之後一百年間，這種被稱為巧克力的飲料在歐洲各地流行開了。

進入 19 世紀後，現代化學業出現了，化學家們做的第一件事是從南美的金雞納樹皮成功提純出奎寧，解決了用金雞納樹皮治療瘧疾時搞不清真樹皮與假樹皮以及有效樹皮與無效樹皮的難題，從此開始了現代製藥業。與此同時，化學家們對巧克力的製作進行了改良，開始了現代食品加工業。

西元 1815 年，荷蘭化學家昆拉德·霍滕用鹼性鹽去除可可豆的苦味，1828 年又發明了一種能夠去掉液體巧克力中半數天然油脂的辦法，使得巧克力的生產更便宜、品質更為穩定。在此基礎上，1847 年終於出現了固體巧克力。就這樣巧克力華麗轉身，從苦辣的飲料變成了甜點。

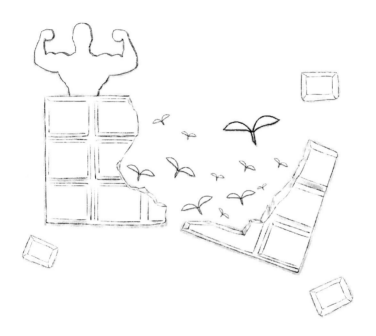

可可豆裡面有 300 多種化學成分，很多黃酮類化合物和黃烷醇，包括很熱門的花青素和兒茶素等抗氧化物，還有多巴胺、苯乙胺、血清素等讓人感覺快樂的東西。

巧克力顏色越深，所含的黃酮類化合物和黃烷醇就越高，因此賣巧克力的和買巧克力的都看好黑巧克力，結果那些可可含量超過 70% 的巧克力比藥還難吃。有關巧克力在健康方面的研究也集中於黑巧克力上。

但是我們不是直接吃可可豆，也沒人能吃得進去，從可可

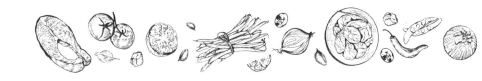

豆到巧克力，中間的加工過程決定巧克力是健康食物還是不健康食物。巧克力加工製作中會加入糖、全脂奶油和奶等成分，使得巧克力起碼熱量上能夠當軍糧了。

就拿一塊 43 克的好時（Hershey's）牛奶巧克力來說吧，含有 13 克脂肪、24 克糖，熱量為 210 大卡，吃兩塊牛奶巧克力，一天的添加糖的限量就達標了，經常吃的話肯定體重上升。

說起好時牌巧克力還有個故事，美國南北戰爭中，羅伯特·李（Robert Lee）將軍跨過波多馬克河進軍賓夕法尼亞州，賓州人民焦土抗戰，好時的老闆帶頭把工廠毀了，不讓南方佬吃巧克力。沒想到雙方在蓋茲堡相遇後展開決戰，南軍根本就沒到好時所在地。

說完故事，繼續說巧克力究竟健康還是不健康。

巧克力健康的支持證據之一是巧克力會降低心臟病的風險。流行病學資料顯示，吃一定比例的巧克力會降低患心臟病的風險。

這一結果和巧克力高脂肪、高糖、高熱量的形象恰恰相反，所以專家的解釋是從巧克力中的抗氧化物等成分的角度，建議吃黑巧克力。

這些研究是觀察性研究，不是隨機對照，更不是雙盲法。儘管不乏上十萬人的研究，但存在著較為嚴重的問題。比如一項試驗得出每天吃 100 克巧克力會降低患心臟病和中風的風

35 巧克力的健康故事

險，但被調查的 15 萬人的巧克力平均日消耗量僅為 7 克，只有少部分人每天吃 100 克以上。這是一個總體低巧克力攝取量族群，最關鍵的被調查者是年輕人，很少有體重過重和肥胖的，也很少有患糖尿病的，這一群體患心臟病的風險本來就很低。這種試驗的參加者應該是心臟病高危（起碼是中等程度風險）的族群。

還有一項研究發現吃低碳水化合物飲食的同時吃巧克力，減肥的速度會增加 10%，獲得媒體的廣泛宣傳，而這項研究居然是一個記者做的，就 16 個人參加，一共進行了 3 週，這樣的研究根本不能算科學。

再比如一項常吃巧克力會減少中風風險的研究，那些多吃巧克力的人是教育程度高和健康的人，他們很少吸菸、很少患高血壓、很少有心房顫動，因此很難說是巧克力對心臟產生了保護作用，更可能的是健康的生活習慣在產生作用。

有一項研究發現吃巧克力可能降低血液膽固醇平均值，但這是建立在吃低脂肪飲食的基礎之上的。飲食結構對健康的影響是多因素的，從膽固醇來說，一來脂肪是主要因素，二來飲食對血液膽固醇的影響遠沒有原先想像的那麼大，三來如果想降低膽固醇的話，吃藥要比天天吃很多巧克力更有利。

還有些研究顯示巧克力可能有助於防止記憶退化等，這方面也許更可靠點。

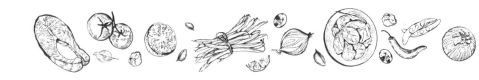

最新的一項研究發現孕婦每天吃 30 克巧克力，對胎兒的生長和發育有益。這一結果至少顯示孕婦是可以吃巧克力的。

上述研究都只能提供一種可能的關聯性，其意義在於常吃巧克力的人們沒有必要因為怕胖而忌了這口，但並不足以建議不常吃、不多吃巧克力的人們出於健康的原因多吃巧克力。

巧克力還有一個問題，因為糖含量高，吃多了容易得蛀牙。6 個月以上兒童就可以吃巧克力了，但出於容易肥胖和容易得蛀牙的原因不可多吃。

還有的研究發現多吃巧克力會影響骨密度和增加骨質疏鬆的風險，尤其是年老的女人。這種研究和上述研究一樣只能供參考，其意義在於讓我們意識到巧克力的相關研究結果不全是正面的。

巧克力的另外一個問題是含有咖啡因，一般的巧克力咖啡因含量不高，但標榜為最健康的黑巧克力的咖啡因就相對高了，大約相當於可樂的咖啡因含量。相對於咖啡來說並不很高，但對咖啡因敏感的人要注意。

目前的情況是巧克力中的糖是巧克力健康與否的關鍵，可是巧克力的美妙很大程度在這些糖上，沒有了糖就很難吃，也就失去了應有的享受。所以對於正常人來說，可少吃，不可多吃。

36　檸檬雖好，不要神化

　　看到一篇文章，題目是這樣的：檸檬，世界上最健康的食物。記不得是第多少回看到說最健康的食物了，就跟所謂千年一遇的美女似的，一會兒出現一位，一會兒又出現一位，感覺已經活了好幾萬年了。我們就不追究世界最健康的食物是怎麼評選的了，檸檬最健康，你們誰快去吃一大盤？

　　檸檬是水果，然而它是極少被單獨食用的水果，因為實在是太酸了。檸檬如此之酸是因為含有一種酸，叫 citric acid，在很多水果裡面都有，但在檸檬中的含量達到 5% ～ 6%，使得檸檬汁的 pH 值在 2 ～ 3，這種酸在中文中就被稱為檸檬酸。

歷史上的名聲

　　檸檬自古就有種植，但主要用為觀賞植物。哥倫布將檸檬帶入美洲，同樣是作為觀賞植物，並用於藥物，檸檬汁還被作為調味料。

　　大航海時代之後，壞血病成為海上瘟疫。這種病自古就在海員中存在著，人們也知道用新鮮水果蔬菜可以治癒，但在海上航行無法保證新鮮食物的供應，導致壞血病成為海員死亡的

177

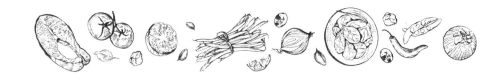

頭號原因，西元 1500 年到 1800 年之間，壞血病殺死了至少 200 萬名海員。到了 18 世紀，英國皇家海軍的最大敵人是壞血病，1740 年到 1744 年喬治·安森（George Anson）艦隊 10 個月內 2,000 名海員中 1,300 人死於壞血病。七年戰爭期間皇家海軍的 184,899 名海員病死 133,708 人，絕大多數死於壞血病。

西元 1747 年，薩利斯伯里號（HMS Salisbury）航行中，艦上軍醫詹姆斯·林德（James Lind）做了一項實驗。他認為壞血病是因為身體腐敗導致的，可以被酸所治療。出海兩個月後，壞血病在船上出現了。他將 12 名壞血病患者分成六組，吃同樣的飲食，但第一組給予蘋果酒、第二組給予稀硫酸、第三組喝醋、第四組喝海水、第五組吃橘子和檸檬、第六組吃辣加大麥水，6 天後，橘子和檸檬吃光了，但這一組的兩個人一位已經痊癒，另一位也基本恢復了。

這是歷史上第一次臨床試驗，儘管用今天的標準來看，設計得不合理，但得出了正確的結果。林德後來發表了他的試驗結果，被醫學界所忽視。直到西元 1794 年，在薩福克（Suffolk）艦 23 週不間斷航行中，每天供應檸檬汁，沒有出現嚴重的壞血病，導致海軍普遍配備檸檬汁，大大提高了戰鬥力。

後來證明壞血病是因為維他命 C 缺乏而造成的，因為當年在航海中吃不到新鮮食物，無法攝取足夠的維他命 C，檸檬汁則提供了維他命 C，從而使壞血病得到控制。就這樣，檸檬和

36　檸檬雖好，不要神化

檸檬汁贏得了它的歷史名聲，直到今天，很多人還是衝著維他命 C 而把檸檬或檸檬汁加進食物和水中。

檸檬與維他命 C

因為有壞血病這段歷史，檸檬給人一種含有很多維他命 C 的印象。每 100 克檸檬含 53 毫克維他命 C，每 100 克橘子也含 53 毫克維他命 C，看起來兩者維他命 C 含量一樣，但一顆橘子重 96 克，一顆檸檬重 58 克，因此按顆算的話橘子的維他命 C 含量高於檸檬，而且吃橘子會比檸檬吃得更多，所以從攝取維他命 C 來說，橘子遠勝於檸檬。

林德當年那個著名的實驗，吃橘子和檸檬那組每天吃兩顆橘子、一顆檸檬，兩顆橘子很容易吃進去，那一顆檸檬大概是擠出汁喝了，功勞主要是橘子的，被檸檬搶了功。後來之所以配備檸檬汁，是因為檸檬汁可以作為調味料，不僅能預防壞血病，而且讓船上那些本來難以下嚥的食物變得可口了許多。

維他命 C 有很多光環，從預防和治療感冒到預防癌症，可惜並沒有可信的證據，相關的臨床試驗更是否定了這些說法。維他命 C 是一種強力抗氧化物，抗氧化物本身的效果同樣沒有可信的證據。維他命 C 也好，抗氧化物也罷，必須放到健康的整體協調和平衡中去。

人體必須每天從食物中攝取維他命 C，但壞血病今天很少

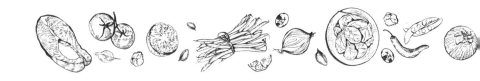

見。正因為人類需要天天攝取維他命 C，人類的飲食結構中維他命 C 的來源很充足，只要吃新鮮的食物，尤其是保證水果蔬菜的攝取量，維他命 C 就缺不了。

　　檸檬含維他命 C 多的印象除了當年壞血病的典故外，還因為太酸，但那酸味不是維他命 C 造成的。在我們的飲食結構中，檸檬可以作為一種天然的調味品，在飯菜上擠上檸檬汁，會有一種很好吃的味道。

檸檬水

　　檸檬水算飲料中很熱門的一個了，因為可以買也可以自己做，有錢去買，自己做又省錢又健康。

　　喝檸檬水的好處也深入人心，比如那天在公司，倒水的時候看見一位女同事在切檸檬，然後放到水裡。

　　——活得很精緻呀。

　　——檸檬水好呀，喝檸檬水排毒。

　　——又是排毒！排毒就是個偽科學概念，要靠排毒才能活著，那叫腎衰竭。妳這是中了排毒的毒了。

　　——那還能吸收維他命 C 呀。

　　——那點維他命 C 透過其他途徑很容易就攝取了，比如吃顆橘子。

　　——那為什麼那麼多人喝檸檬水？

——是因為這樣水有味道，能夠多喝點水。

——到底還加不加呀？

——要是能多喝點水就加，要是嫌酸還得加糖，像外面買的檸檬水那樣，就不要加了，免得攝取太多的糖。

上面這一段說的是什麼是本，什麼是末，要搞清楚了，不要本末顛倒，檸檬水的主語是水，不是檸檬。

檸檬的營養成分

除了前面講過的富含維他命 C 之外，從其他營養成分上看，檸檬還是很健康的。

一顆檸檬的熱量只有 17 大卡，吃十顆才 170 大卡，也就相當於一根半香蕉，多吃檸檬可以減肥吧？沒人這麼說，因為根本吃不進去幾顆。

熱量低，主要營養成分肯定高不了，0.6 克蛋白質、0.2 克脂肪、5.4 克碳水化合物。愛多少就多少吧，反正不會生吃檸檬的。

此外還有硫胺素、核黃素、維他命 B6、泛酸、鈣、鐵、鎂、磷、鉀、銅、錳等。

吃檸檬主要是從檸檬汁這個途徑，30 毫升檸檬汁含 7 大卡熱量，0.1 克蛋白質、0.1 克脂肪、2.3 克碳水化合物、15 毫克維他命 C，加到水裡喝了還是很健康的。

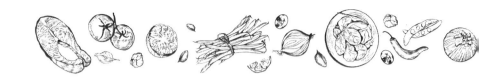

　　檸檬和其他一些水果不一樣，不存在放熟的情況，因此要在最成熟的時候採摘。檸檬可以在室溫儲存，避免陽光直接照射。

　　吃一些較甜的食物時，可以用檸檬汁調味，當然加少許糖更好，甜點常放檸檬，味道很好，當然也是少吃更妙。吃魚、蝦、扇貝、雞等加檸檬汁的味道很好，被譽為健康飲食的地中海飲食多用檸檬，這樣含脂肪的調味料品就用得少。

檸檬的利弊

　　據說檸檬的好處之一是降低腦中風的風險，這是來自吃大量柑橘類水果的研究，追蹤近 7 萬名女性 14 年，發現食用柑橘類水果多的人腦中風的風險降低 19%。這個研究並非針對檸檬的，而且就像上面說的，檸檬也吃不了多少。

　　抗癌、美白的說法是來自抗氧化物的，沒有可信的證據。

　　有一項研究發現，服用高劑量的一些營養成分包括維他命C，會減少氣喘的風險，但並不能證明是維他命 C 的效果。

　　促進鐵吸收是從維他命 C 而來的，只要富含維他命 C 的食物都可以。吃紅肉的時候如果沒有什麼新鮮水果蔬菜的話，可以加上檸檬汁，以維持鐵的吸收。

　　提高免疫力的說法來自維他命C，和預防與治療感冒一樣，沒有可信的證據。

36 檸檬雖好，不要神化

如果患有胃食道逆流的話，檸檬或檸檬汁吃多了會導致症狀加劇。

檸檬不僅可以吃，還可以作為家裡的清潔用品。將檸檬汁和鹽或者發酵粉混合後，可以把銅器擦得乾乾淨淨。檸檬汁可以作為廚房除味劑和消毒劑，將檸檬汁和蘇打粉混合後，可以把塑膠餐具擦乾淨。

為什麼這麼費勁？有的是清潔劑呀！

這是因為像檸檬、發酵粉、蘇打粉屬於天然的清潔劑，與化學性的清潔劑相比，效果一樣，但能夠減少家庭和環境中的化學汙染。

那麼檸檬精油呢？

主要是味道好聞。

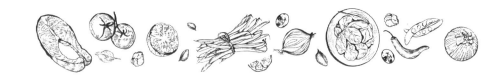

37 枸杞只是一種小水果

　　枸杞在中國藥食兩用，是帶著耀眼光環的中藥材之一。近年來枸杞走出亞洲，在歐美均有種植和銷售。專家們對枸杞多採取正面的評價，臺灣人就更不用說了，我周圍就有人喝水的時候放幾粒枸杞進去，認為這樣對健康有好處。

　　從現代醫學的角度，看看枸杞是怎麼回事。

　　通常說的枸杞，指的是寧夏枸杞的乾燥成熟果實，也就是枸杞子。

　　首先，枸杞被認為營養豐富，維他命 A、維他命 C 含量高，蛋白質、膳食纖維、鐵的含量也不錯。

　　單個把枸杞挑出來還是不錯，問題是其他乾果同樣具有這些營養，要比較就和同類比較，不能把枸杞跟空氣比。枸杞只是這類水果的之一，確實能提供營養，但一來其他水果也能提供同樣的營養，二來乾果和堅果有一個相同的問題，就是熱量含量高，100 克枸杞子所含熱量超過 300 大卡，不能多吃，也因此不能主要靠吃這類東西來吸收那些營養。何況這些屬於食物的範疇，和藥用沒有關係。

　　其次是抗氧化物，枸杞抗氧化物含量高，尤其是玉米黃質，

37　枸杞只是一種小水果

玉米黃質是葉黃素的異構體，因為玉米黃質含量高，就認為枸杞對黃斑部病變有預防作用，但這僅僅是認為。

玉米黃質並非只有枸杞有，從名字上就能看出來，吃玉米就夠了。玉米黃質和葉黃素確實能減少黃斑部病變的風險，有這種風險的人要多從飲食中攝取玉米黃質和葉黃素，多吃綠色蔬菜、橘子和柳丁、玉米、紅蘿蔔、木瓜、番茄、桃子等水果蔬菜，相比這些東西，枸杞沒有什麼優勢，有的只有劣勢。

還是從抗氧化物的角度，認為枸杞能夠預防癌症、提高化療的效果，但這些研究一來證據不充分，二來只是針對抗氧化物的研究，並非針對枸杞的研究，抗氧化物本身的效果並沒有得到證實，更不要說以此推斷到枸杞那裡了。至於能夠降血糖、降血壓、減少關節炎疼痛，則沒有證據或者相互矛盾。

有一項小型隨機雙盲實驗發現服用枸杞可讓人感覺好，這項實驗首先樣本太小，每組不到20人；其次設計有問題，「感覺」這種東西無法定量。喝了15天果汁後實驗組和對照組都感覺幸福多了，在此基礎之上再總結出喝枸杞汁那組感覺更好。這樣的結果很難讓人信服，也許參試本身就讓人足夠興奮了。這種「你感到幸福嗎」的研究本身就說明在枸杞身上找不出其他可以炫耀的了。

整體而言，枸杞的研究缺乏臨床證據。枸杞會影響華法林的藥效，也有可能影響糖尿病藥物和降壓藥物。就毒副作用來

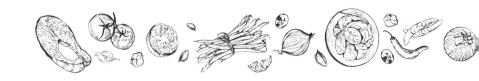

　說，如果不吃補充劑的話，枸杞子不多吃還是很安全的。

　　枸杞和其他食物一樣，研究來研究去，也就是提高營養、抗氧化物等，作為食物吃沒問題，作為藥物用就沒根據了。

　　作為食物，吃枸杞子的話，會涉及食物安全問題，此外市售枸杞子糖含量很高，最好能吃枸杞果實。

　　枸杞就是一種小型水果，沒什麼神奇之處，黑枸杞也一樣。

38　吃納豆真的健康嗎？

　　納豆是日本的特產。

　　日本的東西品質好，並不等於日本的東西在宣傳上都合理，實際上很多日本的東西都靠偽科學來唬弄人，水素、酵素正是這類東西，那麼納豆呢？

　　納豆是日本某些地區的傳統食物，是發酵的大豆，這東西的味道不敢恭維，根據 2009 年的調查，70% 的日本人喜歡吃納豆，剩下不喜歡吃的人中有一半因為健康的因素而勉強吃，大概自稱喜歡吃的人中因為健康因素而吃的比例也少不了。這項調查說明了兩點，一是不知道什麼原因，很大比例的日本人愛吃納豆這種味道「奇特」的食物，二是還有很大比例的日本人因為納豆對健康有好處而吃它。

　　吃納豆健康，在日本深入人心，並且開始深入臺灣人心，那麼吃納豆究竟是否健康？

　　納豆是日本的傳統食物，已經有一千年的歷史了，但現代的納豆並不是自古就有的納豆，而是在一百年前用枯草芽孢桿菌代替稻草發酵而製作出來的，是現代微生物學在食品業上的應用。

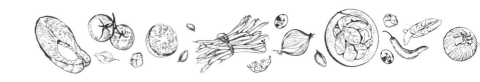

納豆的營養成分，55% 是水分、18% 蛋白質、11% 脂肪、5% 膳食纖維、5% 糖。從維他命和礦物質上，納豆的維他命 K2、維他命 C、錳、鐵的含量高。有一種說法納豆含維他命 B12，推薦給素食者吃，其實納豆的維他命 B12 含量低到可以忽略不計。

納豆是豆類，豆類相對來說健康，如果根據這一點的話，吃各種豆類都可以，臺灣有豆腐、豆漿等豆製品，和納豆相似的有豆豉，沒有必要一定吃口感不好的納豆。

納豆是日本的傳統食物，日本是長壽國家，如果根據這一點的話，日本人長壽是近代的事，可是納豆吃了一千年了，長壽不能算是納豆的功勞。

納豆的各種營養其他發酵食品也有，為什麼非要吃納豆？

為了回答這些疑問，維他命 K2 就被推上前臺。

維他命 K 包括一組結構相似的脂溶性維他命，它們的作用是幫助骨骼代謝、促進血液凝固。蔬菜中有足夠的維他命 K1，可以被腸道細菌轉換成維他命 K2，因此健康成人是不缺維他命 K 的。納豆在發酵過程中維他命 K1 已經被細菌轉換成維他命 K2，這種情況是否更易於吸收還很難說，因為腸道細菌在那裡待著，閒著也是閒著。雖然骨質疏鬆見於維他命 K 低下者，但補充維他命 K 並不能增加骨密度，維他命 K2 也不能逆轉骨質疏鬆。目前權威機構並不建議服用或者多攝取維他命 K 以預防骨質疏鬆。

所以，靠維他命 K2 來支持納豆健康的說法完全站不住腳。

納豆不僅不好吃，還不能多吃，100 克納豆含熱量 212 大卡。如果其他食物不減少的話，多吃幾包納豆就不僅僅是多放屁的問題，長期這樣會增肥。吃太多也會攝取過多的蛋白質。

納豆激酶是從納豆中提取的補充劑，據說有一定的預防心臟病的效果，但是並沒有足夠的證據支持。更重要的是納豆激酶的保護心臟效果一來遠不如阿斯匹靈，二來其副作用的研究也遠沒有阿斯匹靈完善，為什麼不吃阿斯匹靈？這就是為什麼納豆激酶還停留在補充劑層次的原因。

另外 2009 年的一項研究發現納豆激酶也許對阿茲海默症有效，但該項研究只是一項初步研究。2011 年 WHO 的研究發現日本的阿茲海默症和老年痴呆發生率倍增，從另一個角度顯示吃納豆沒有效。

納豆，日本的一種食物而已，這就和吃臭豆腐一樣，喜歡那個味道就吃，像虎老師一樣吃不慣就不吃，吃或者不吃對於我們的整體健康都不會有太大的影響。

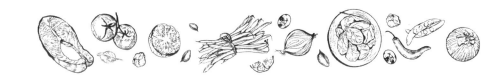

39　亞麻籽

　　亞麻籽被稱為世界上最健康的食物，讓我們搜尋一下，會發現曾被稱為世界上最健康食物的東西用兩隻手都數不過來，即便是六指。

　　食物與人是一種相互協調的關係，過猶不及，因此不存在所謂最健康的食物。吹噓某某是最健康的食物，或者是為了吸眼球，或者是為了售出。

　　亞麻是一年生草木植物，早在三萬年前就被用在紡織品上。在距今九千到五千年間，亞麻在世界很多地方被種植。最早廣泛運用亞麻的是古埃及，神廟用亞麻花塗上顏色，木乃伊用亞麻布包裹起來，祭司們也只許穿亞麻布，不是因為貴或者舒服，而是因為代表著純潔。後來亞麻布一直占據著布料市場，直到更便宜的棉布出現，亞麻布才逐漸衰敗。

　　亞麻籽也是從古埃及開始就被藥食兩用的，藥主要是用於通便，因為亞麻籽纖維含量高。到了今天，亞麻籽和亞麻籽油是通便用的膳食補充劑，此外還聲稱對於糖尿病、高膽固醇、癌症等方面有效果。

　　亞麻籽治療便祕的原因是因為所含的膳食纖維，可溶性和

不可溶性的都有，但是這個古老的藥用效果基本上沒什麼人研究，大概覺得治便祕上不了臺面吧。

如果想獲得亞麻籽的其他健康效果，最好吃磨好的粉末，不要吃整個的亞麻籽，因為可能吃進去的基本上照樣拉出去，被吸收的很少。除了纖維之外，亞麻籽還富含Omega-3脂肪酸、木脂素（lignan）。木脂素是類雌激素的具有抗氧化功能的化合物，亞麻籽是木脂素的最佳來源之一。一湯匙（7克）亞麻籽粉含2克膳食纖維、2克多元不飽和脂肪酸，熱量為37大卡，看上去很不錯。

亞麻籽不要吃生的，因為可能含有某種毒素，也不可吃太多，每天限制在50克以內，做麵包時放進去、放在麥片或優格裡，吃的時候要多喝水，否則會導致便祕惡化，個別情況還會導致腸梗阻。多數時候亞麻籽和亞麻籽油可能導致脹氣和腹瀉，其他副作用還有腹痛、噁心等。

孕婦不要吃亞麻籽和亞麻籽油，因為對激素水準有輕度影響。對於哺乳期亞麻籽安全性的研究還很少。

為了攝取膳食纖維和不飽和脂肪酸吃亞麻籽還可以，若衝著治病就要多考慮一下了。

亞麻籽宣稱的效果之一是降低膽固醇，實驗室和動物實驗證實了這一點，但人體實驗並不一致，看起來亞麻籽的降膽固醇效果只適用於膽固醇很高的人。降膽固醇有他汀類等安全有

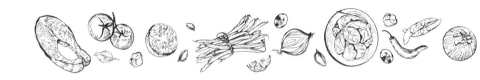

效的藥物，亞麻籽在這方面的應用對於那些不能服用降脂藥的人可能是一種替代，但要先明確這東西確實有效。

亞麻籽在癌症預防上有一些初步的結果，顯示對乳癌、前列腺癌、大腸癌上可能有效。在乳癌上大多是動物實驗，只有一項人體實驗，發現吃含亞麻籽的飲食可能減緩腫瘤的生長，這個結果需要進一步驗證。大腸癌的結果來自動物實驗，前列腺癌的人體實驗結果不一致。

有研究發現亞麻籽可以預防潮熱，正準備在更年期婦女中間大賣，但被進一步研究否認了。

在糖尿病方面，發現亞麻籽有助於糖尿病前期肥胖病患者的血糖控制。但這種效果也許是吃這種高纖維食物的效果，不是亞麻籽所專有的。這種胖人控制飲食後血糖就會得到一定程度的控制。

整體而言，作為某種食物添加，少量吃吃亞麻籽是可以的，不要抱太大的期望。

40　益生菌的前生今世

　　益生菌已經成為很多醫生的口頭禪了，不僅臺灣醫生，很多美國醫生也是這樣：吃點益生菌吧。這麼一說顯得很有學問似的。

　　很想當面問一下這些醫生：你了解益生菌嗎？

　　在益生菌問題上，臨床醫生如果缺乏微生物學和分子生物學的實驗經歷，是不會有相對直觀的了解的。如果培養過細菌和細胞，就會清楚益生菌絕對不是把某種「有益」的細菌像藥物吃進去那麼簡單。在人的腸道中生長著多種細菌，這些細菌的相互影響及其對人體健康的影響根本不清楚，更不要說吃進去某種或者某幾種細菌進去會對人體健康有什麼影響。

　　益生菌是腸道菌群的別稱，這名字聽起來好像我們每個人都有一肚子的好貨。腸道菌群與營養、免疫、行為、疾病等有著密切的關係，機體的健康在很大程度上取決於腸道菌群的平衡。腸道菌群的研究是目前的熱點，益生菌也是商家博眼球的熱點，對於腸道菌群，目前的了解還很粗淺，因此那些打著益生菌旗號的產品效果都是要打問號的。

　　益生菌的題目很大，下面要說的是幾點益生菌的基本知識。

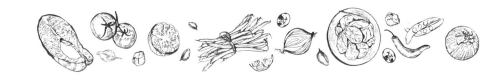

藥不能停

　　益生菌不能替代藥物，這東西目前是食品或者補充劑，效果沒根據，品質也沒有保障。在任何情況下，都不要因為吃益生菌而停止吃藥或者減量。反過來說，如果醫生說吃點益生菌吧！基本上可以肯定這種情況不用治療或者沒有好的治療手段。

　　確實在進行益生菌作為藥物的開發和臨床試驗。一項三期隨機雙盲臨床試驗，否定了之前兩期臨床試驗的結果，得出益生菌短雙歧桿菌對早產兒沒有健康益處的結論。這說明益生菌作為藥物沒有那麼容易，迄今為止只有極少有效的例子。

　　有病的話，吃藥，不停藥，別對益生菌產生幻想。

益生菌有副作用

　　益生菌的賣點是好細菌，好的東西並不代表絕對安全。吃益生菌補充劑的最初幾天，會出現脹氣等症狀，儘管相對溫和，而且可能過幾天就消失了。

　　益生菌還有可能引起過敏反應。免疫功能低下者、正在進行化療的癌症患者、器官移植者、消化道部分切除者等要避免吃益生菌。

　　益生菌補充劑的品質是沒有保障的，由於存在著活菌，益生菌產物有可能被汙染，被用於治療的糞便菌就出現過被其他

細菌汙染的情況。

益生菌的宣傳多誇大其詞

益生菌總體來說依然處於研究階段，有些效果比如治療腹瀉，還算比較可靠，其餘的那些多是誇大其詞，尤其是大肆宣傳的商家，基本就是「一張嘴猴蕊蕊」了。

比如兒童過敏，益生菌最多對溼疹有些幫助，對預防過敏無效。

有很多醫生推薦益生菌是抱著吃不壞的想法，沒有效為什麼要吃？從一個醫生嘴裡說出來，患者或者患者家屬很可能就認定有效了。做醫生的，一定要謹言慎行。

益生菌不便宜

益生菌可以透過食物攝取，比如一些優格，但推薦益生菌的醫生很少讓人出門買優格的，給病患吃的都是名為藥物實為補充劑的東西。當然優格也不都有益生菌。

益生菌補充劑除了品質不保證之外，保存期限還短，價格又很貴，根據美國 2013 年的一項調查，一個劑量益生菌的價格往往超過一美元，而且高價格並不代表好的健康效應。

從 2010 年到 2014 年，全球益生菌產品銷售增加了 35%，

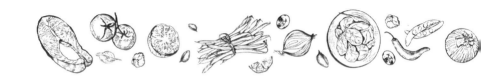

總額超過 300 億美元，成長最快的是東歐和亞太地區。

再說一句：在益生菌上，少花冤枉錢。

益生菌與食物

腸道菌群幫助我們將食物轉化成熱量，它們這樣做並不是想當慈善家，而是為了自己的生存，這樣肉類和蔬菜複雜的分子才會被分解並因此得以被吸收，沒有腸道菌群，諸如植物纖維素是不會被吸收的。

正因為這樣，我們食物的多樣性就決定了腸道菌群的多樣性。人的腸道裡有 300 ～ 1,000 種不同的細菌，其中三分之一是每個人都可能有的，其餘三分之二是在人群中分化存在的。具體到每個人，其腸道菌群是相對穩定的，其分化程度取決於基因、飲食、生產時從母親處獲得和是否長期使用藥物等因素。

2015 年的一項瑞典科學家的研究，研究人員分析了肥胖症患者的腸道菌群，把他們分成兩組，一組腸道菌群的分化性高，另一組腸道菌群分化性低，然後讓他們吃 6 週的低熱量飲食，兩組胖子理所當然都成功減肥了。然而腸道菌群的低分化性組糞便中那些會引起疾病的成分降低了，腸道菌群的高分化性組則沒有變化。

這個研究揭示了不同的腸道菌群對不同的食物有喜好，如果食物不是它們所喜歡的，它們的活動、繁殖都會減少。這也

40 益生菌的前生今世

解釋了為什麼肥胖在有些人身上並不是問題，而在另外一些人身上則是很多慢性病的誘因。

不管自己的腸道菌群分化程度如何，吃健康食物都會有好處。上面這個研究是從大的飲食習慣上看，那麼具體到食物上，哪些食物對腸道菌群的影響最大？

比利時科學家的一篇論文就是試圖給出答案的。這是一項大型研究的一部分，之所以稱之為大型，是該研究預期研究 4 萬份人的糞便。研究糞便是研究腸道菌群的一個有效手段，因為寄生在我們腸道的菌群會隨著糞便而排出，當然不會全部排出，因為它們繁殖得很快，所以不用擔心每天隨糞便排出的那些。

這篇論文包括了迄今為止分析的 1,000 份糞便樣品的結果，他們發現了 69 個影響腸道菌群分化的因素，比如食物從入口到排出之間在人體內存留的時間、飲食習慣、服藥、年齡、整體健康等。然後他們將結果和其他腸道菌群相關研究的結果一起分析，找出 14 種每個人都可能有的共有的腸道菌。

他們發現，對腸道菌群組成影響最大的是食物從入口到排出之間在人體內存留的時間，其次是飲食結構特別是膳食纖維的攝取量。

具體到食物，他們發現黑巧克力對腸道菌群組成影響最大，其次是啤酒。

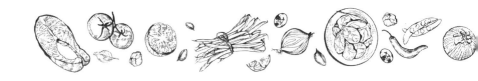

藥物上，抗生素是毫無疑問的，因為直接殺死細菌；瀉藥也是毫無疑問的，因為促進排出細菌；治療過敏性鼻炎的藥物和口服避孕藥以及更年期激素治療的藥物對腸道菌群組成的影響也很大。

研究人員也承認目前的結果還只能說明部分問題，因為他們只研究了 7% 的腸道菌群，等 4 萬份糞樣的結果都出來後會有更清晰的結果。

這項研究對我們的指導意義是了解這些對腸道菌群組成影響很大的因素，尤其是藥物，如果服用這種藥物的話，就要意識到自己的腸道菌群會發生變化，需要採取措施恢復腸道菌群的正常狀態。

41　蛋白粉

　　蛋白粉，就是純蛋白質。蛋白粉是健身人士的最愛，除了粉末之外，還有預先配好的蛋白飲料。

　　蛋白質的基本結構是胺基酸，人體的每個細胞都含有蛋白質，吃蛋白質是為了身體能夠進行細胞修復和產生新的細胞，同時對於兒童和孕婦來說，蛋白質對於身體發育是至關重要的。

　　吃進去的蛋白質被消化成胺基酸，人體需要大量的胺基酸以維持健康。胺基酸主要存在於動物性飲食中，比如肉、奶、魚和蛋，也存在於一些植物性飲食中，比如豆類、堅果和一些穀物，因此不一定透過吃動物性飲食來獲得所有的胺基酸。

　　胺基酸分三種，即必需胺基酸、非必需胺基酸、條件性胺基酸。必需胺基酸，這種胺基酸身體不能合成，必須從飲食中攝取，但不一定從一餐中攝取，一天之內吃夠了需求的量就行。非必需胺基酸，身體可以合成的，毋須從食物中獲取。條件性胺基酸，在生病和有壓力時需要的胺基酸。

　　如果飲食均衡的話，健康的人是毋須額外補充蛋白質的。從蛋白質本身上說，動物來源強於植物來源，因為前者含有所有的必需胺基酸，後者往往只含有部分必需胺基酸。而從飲食

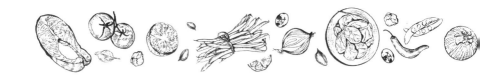

健康的角度來說，植物來源要好一點，因為動物來源不可避免地帶來大量脂肪，因此在飲食上要均衡。

這樣就涉及吃素者蛋白質是否缺乏的問題，像虎老師小時候那種蛋奶素是不會缺乏的，但對於吃純素的人，是有可能出現這種情況的，因此最好不要吃純素。蛋白粉的目的之一就是為這些人提供蛋白質，另外一個目的是為了運動員和練肌肉者，因為他們需要大量的蛋白質。

市場上蛋白粉的常見來源有三種，乳清蛋白、大豆蛋白、酪蛋白。其中乳清蛋白最常見，因為能溶於水而且含有所有的必需胺基酸。但是吃素的人就只能吃大豆蛋白做的蛋白粉，大豆蛋白同樣含有所有的必需胺基酸，這就是為什麼吃素的人也能維持健康的原因，但是大豆蛋白的甲硫胺酸和離胺酸含量過低，而且有人對豆類過敏。

需要吃蛋白粉的情況有進行高強度體育運動的青少年、開始進行高強度訓練和運動者、運動損傷後者、純素食者。

對於大多數人來說，沒有必要靠蛋白粉補充蛋白質，即便運動健將，也可以從食物中攝取。蛋白質的最高使用率是每公斤體重 1.8 克，超過之後再吃多少蛋白質也沒有好處了。一個體重 75 公斤的人，一天最多需要 135 克蛋白質。140 克雞胸肉含有 43 克蛋白質，靠食物是可以滿足的，對於一般人來說。每公斤體重 0.8 克蛋白質就可以了，這樣的話一個體重 75 公斤的

41 蛋白粉

人需要 60 克蛋白質，從飲食中攝取不會存在問題。

即便在運動之後，也沒有必要馬上吃蛋白粉，因為運動之後身體所需熱量還是從碳水化合物中吸收，此時碳水化合物與蛋白質的需求比例為 4：1 到 5：1，如果你吃了 20 克蛋白粉，要有 80 克碳水化合物來支撐。

蛋白粉會導致脹氣、痙攣、疲倦、頭痛等症狀，其中有些和乳糖不耐症有關。大豆蛋白的很多所謂益處並沒有證據。

最後重申一下，如果不是純素食者或者很挑食的話，大多數人每天攝取的蛋白質不僅不會缺乏，而且很可能已經超標了。對於平均水準的健身運動者來說，毫無必要吃蛋白粉。

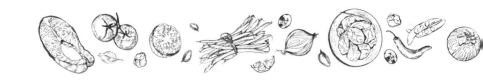

42　靈芝

　　靈芝這東西靠的是好聽的名字，其實是蘑菇的一種。此物最早是迷信黃老之術的漢朝人臆想出來吃了可以長生的東西，因為神仙和今天的神醫一樣，都居住在遠離人煙的地方，窮山惡水的只有木頭裡長出的菌類，這麼一附會就給了此物長生不老藥的光環，這也說明很多傳統醫學中會有仙術的成分，不是靠療效，而是靠傳說。

　　靈芝神話的支柱是有「藥王」之稱的孫思邈老前輩，據說他 35 歲開始吃靈芝，於是活到 102 歲，也有考證說活到 142 歲。先說歲數，142 歲一擺出來，就看出什麼叫傳說來了。壽命 120 歲以上的沒一個可靠的，那麼 102 歲呢？古代的帝王將相為什麼沒一個活那麼久的？因為史書規規矩矩記載了這些人的生平，起碼相差不會出格。那些太出格的都是正史和閒雜史書不屑記載的，才成了編排吹噓的本錢。就算真的活到百歲，壽命在很大程度上靠基因，靈芝真有效的話，多吃出幾個長命百歲的給我們瞧瞧。

42　靈芝

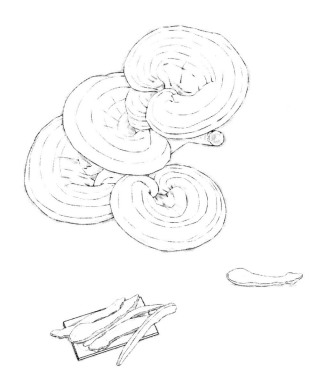

　　就這麼一個靠傳說來決定藥效的東西，到今天居然中西醫結合得很出色，能治高血壓、糖尿病、心臟病、癌症、肝炎、氣喘、支氣管炎、過敏、類風溼，還能提高免疫力、抗衰老、抗神經衰弱，此外加上美白等，瞧它會的，我們用正常的邏輯想一想，包治百病其實是什麼都治不了。

　　宣傳靈芝的材料上有一句點破了天機，「靈芝草治療的病，

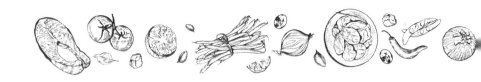

大部分為老年性、頑固性、退化性的疾患」，濃縮起來就一個字：騙。

　　平心而論，靈芝的相關研究不少，絕大多數是亞洲科學家的研究，拿得出手的對照人體研究有兩項，一項是1980年代的，另一項是1990年代的，後者很奇葩地將靈芝和降壓藥一起使用，降壓藥是很成熟的一類藥物，用得著靈芝來錦上添花嗎？

　　靈芝粉勉強拿得出手的結果是治療前列腺肥大，而且證據還不充分，輕度到中度的前列腺肥大本來就不用治療。其他的是動物實驗的結果，或者是設計不合理、臨床報告不清楚的人體實驗，都不能用做證據。

　　最神奇的是靈芝降血糖的人體試驗結果的來源，是當年教我們藥理學的某老師所編著的一本專寫靈芝的「科普」書。降糖藥也是一類相當成熟的藥物，二甲雙胍同樣來自植物，和靈芝相比，前者降糖效果非常好，而且頗有魔藥的風采；後者毫無可信的效果，一副大力丸的架勢。

　　靈芝並不是吃了無害的。紀念斯隆-凱特琳癌症中心（Memorial Sloan Kettering Cancer Center，簡稱MSK或MSKCC）報告了幾個病例，一例非霍奇金氏淋巴瘤患者吃靈芝粉吃出慢性腹瀉，兩例吃出肝損傷，其中一例死亡。此外還會出現噁心、嘔吐、胃部不適、口腔喉嚨乾燥、流鼻血、眩暈等症狀。靈芝粉含有腺苷，會增加出血的風險。

42 靈芝

　　靈芝進入研究領域已經有三十多年了。過去三十多年，隨著新技術的發展，藥物研究進展非常迅速，如果靈芝真的存在某種有效成分，是不會研究了這麼多年、涉及這麼多領域，到了今天除了中藥、中成藥外，依然只是營養補充劑的角色。涉及的領域這麼廣，也說明找不到有效的成分，於是打一槍換一個地方，為了賣靈芝而做研究。還有什麼破壁靈芝孢子粉，不過是坑錢的新招數罷了。

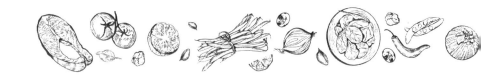

43　辣木籽

　　收到私訊：「最近家人都在吃辣木籽，我勸了也沒人聽。肝癌患者吃了找心理安慰就算了，健康的人還把辣木籽當健康食品吃。很煩。」

　　一查辣木籽，嚇得吃手手：印度辣木與中國靈芝、美國花旗參並稱「世界三寶」。花旗參這個華人在美國種了沒多久的東西怎麼成了寶了？人家美國早年也有野山參，自從郊狼開天地就長著的，印第安人從未正眼看這東西。等獨立之後可以直接對華貿易了，他家的強勢貨幣除了海狗鞭就是人參，結果三十年內東岸的海狗和人參全滅絕了，沒辦法想出了販鴉片的招數，後來華人在美國種植所謂花旗參，專賣給亞洲人的。辣木和這兩樣東西排在一起，能有什麼好？

　　辣木原產於印度，現在在世界不少地方有種植。網路上宣傳辣木的那些業配文或者廣告都會提到這東西歷史悠久，有四千年的使用歷史，但這個歷史是食用的歷史，因為辣木是耐乾旱的熱帶作物，而且生長快，可以作為食物來源之一。至於它的藥用歷史，則和很多植物一樣，被古人用來治病，不是因為它有療效，而是在傳統醫學的年代，但凡常見的植物，都會

43 辣木籽

被試著用在治療疾病上，有沒有效就另當別論了。這麼一追溯，有史以來，辣木的葉子和籽等被用來治療過很多疾病，初看起來甚有魔力，恨不得包治百病，您仔細一思索，還不是因為沒有有效的藥物，就這麼胡亂應付著。

那些業配文和廣告提到現代醫學對於辣木的研究時是這麼說的，現代醫學剛剛認識到辣木的重要性。這是很多草藥草方的春秋寫法，為什麼剛剛認識到呀？是因為找不出來多少關於辣木的研究。那為什麼沒什麼人研究？不是因為科學家們和藥廠有眼無珠，是因為研究不出個所以然來，就不再花冤枉錢了。

辣木的第一個本事是含抗氧化物，抗氧化物只要是植物都有，抗氧化物本身到底有沒有健康效果還未確定，就更不要說辣木的抗氧化物了，而且辣木補充劑裡面抗氧化物的含量很低。其次是有一項研究發現有消炎效果，但只是小型動物實驗，另外有一項小型動物實驗發現能降血糖，這兩項試驗都沒有下文了，說明做不下去了，結果被商家用來大做文章。辣木抗癌說，則毫無證據。至於辣木能治糖尿病，是在降血糖那個小型動物實驗的結果上吹噓出來的，絕對不可信。

即便退一萬步，辣木的人體試驗證實了真的有那麼點降血糖效果，就真的是個靈藥嗎？降糖藥那麼多而且很成熟，二甲雙胍就是從植物中提取出來的，辣木之所以沒有後續的降血糖研究，就是因為不可靠，否則肯定會有藥廠跟進的。即便真有，

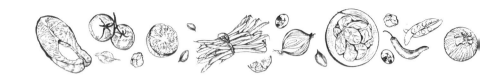

或者降糖效果不好，或者毒性太大。我們又不是沒有降糖藥，為什麼非得拚命去找？新藥必須比現有的藥好才值得開發，這是那些業配文或者廣告刻意遮掩的一個事實。

具體到辣木籽，據說能降血壓、降膽固醇、降血糖，這裡面只有上面說的降血壓有相關實驗，還沒有下文；此外還能促進睡眠、提供熱量，這兩點聽起來就相互矛盾；還有助於減緩皮膚衰老，這是從抗氧化物的角度推論出來的；就一點可靠，膳食纖維高，可是只要是蔬菜都有這個特性。

辣木吃起來就跟小蘿蔔似的，辣木的葉子和籽還算健康，但其根和辣木提取液則有可能有副作用，用甲醇提取的辣木葉提取液有遺傳毒性，用水提取的則沒有，也可能是什麼都沒提取出來。

辣木籽當個食物吃吃也就罷了，為了治病或者防病而吃，就期望過高了。

44　微波爐值得您操心嗎？

　　微波爐是科技進步的一個象徵，也是很多人所顧慮的。微波爐對人體有害的說法此起彼伏，有人用微波爐時要站在幾公尺外，有人乾脆逃出房間，還有人索性不用，這些人中不乏專業人士，比如我身邊就有這樣的人，還是醫學院出身。

　　舊東西您再怎麼說有害他也不怕，新東西您再怎麼說安全他也不信，這就是人性。

　　微波爐有沒有問題或者害處？

　　有！微波爐熱完食物如果處理不當的話，會引起燙傷。但是，您用瓦斯爐、電爐或者電磁爐等加熱的食物如果處理不當的話，也都會引起燙傷，這是加熱食物後怎麼端、如何放、要不要學和尚們佛祖在心中喉嚨不怕燙地喝進去的事，不是微波爐所獨有的。

　　因此，使用微波爐應該意識到這和用瓦斯爐、電爐一樣，冷的或者室溫的時候在裡面轉幾分鐘就達到燙傷你的程度，不像用瓦斯爐、電爐熱起來那麼麻煩。

　　用微波爐處理食物的時候，一些營養成分會分解，比如維他命 C，但用其他烹飪工具也一樣，也不是微波爐所獨有的，

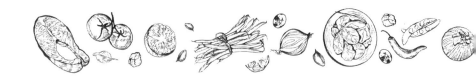

只要加熱，就會有這樣的結果。而且微波爐加熱的時間短，相比之下營養保存得更好。和用水煮蔬菜相比，微波爐加熱在營養上會更好。

烹飪的原則是加熱時間短而且少用湯水，這一點上微波爐是理想的烹飪工具，完勝其他烹飪工具。

對微波爐安全的顧慮是微波本身，人們一聽到射線呀輻射呀就自覺地讓意識穿越到 1945 年 8 月初的長崎和廣島了，尤其是孕婦，我們家孩子可不能接受輻射。她們就沒想到人生活在這個星球上是避不開射線的，有的是純天然輻射，真要怕出生缺陷，首先得補葉酸。

微波爐的設計是只有關上門才工作，只有很少的射線能漏出來。

即便漏出來了進入人體也不怕，微波爐的射線屬於非游離輻射，就是說其熱量可以讓物質在細胞內移動但無法改變細胞的化學結構。微波、紫外線、電磁場、手機輻射、電波都屬於非游離輻射，目前只有紫外線會導致皮膚癌，此外沒有發現非游離輻射的其他健康危害。

根據現有的研究證據，絕大多數專家認為微波爐的熱量不足以損傷 DNA，對於食物也僅僅是加熱，不會導致食物出現某種惡性的變化，更不會因為吃了微波爐加熱過的食物而致癌。目前對接觸低量微波的研究還在繼續進行，這種研究有很大難

度，因為很難模擬出人體接受微波的情況。

　　臺灣家庭使用微波爐的頻率並沒有西方國家那麼高，大多數人家只是熱熱飯菜，我就教了好多人如何使用微波爐做蒸蛋、烤地瓜、烤玉米，大家並不常拿來烹飪正餐，所以更不值得擔憂。

　　微波爐要正確使用，一旦發現門無法密封，就要修理或者乾脆換一個。

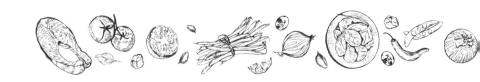

45　不沾鍋塗層的安全問題

　　不沾鍋是當代人的大愛，易清洗、用油少、受熱均勻而且又輕，犯不著為了拿個炒菜鍋還得先練就一身肌肉。

　　但是，不沾鍋裡讓食物沾不上的塗層一直讓人放心不下，經常冒出不沾鍋塗層不安全的傳言。雖然面對食品行業安全堪憂的大環境，臺灣人越來越無感，可一旦懷上了寶寶的時候，就多了諸多禁忌：虎老師，懷孕那幾天用不沾鍋炒了幾次菜，這孩子能要嗎？

　　說句真心話，在臺灣的種種食安問題中，您家裡那口不沾鍋排不到前面去。

　　說歸說，不沾鍋塗層的安全問題還是要探討一下。

　　對於不沾鍋塗層的安全顧慮是當高溫的時候（260℃以上時），氟碳塗料會分解並釋放出小化學物，氟碳塗料正是不沾鍋之所以不沾的原因。如果烹飪溫度能夠控制在260℃以下，就相當安全了。但是，就華人的烹飪習慣，維持在這個溫度下很難。

　　如果溫度再高的話，到了360℃，不沾鍋有可能釋放6種有毒氣體，其中2種有致癌性，但前提是吸入足夠的量，就家

庭炒菜的情況，吸入致癌程度的量很難實現。

　　還有一個問題是不沾鍋的塗層破了，小碎片進入食物，被人們吃進去。這種情況一般來說就跟吃金針菇一樣，怎麼吃進去就怎麼拉出來，不會被身體吸收。

　　剩下的問題就是全氟辛酸銨（perfluorooctanoic acid, PFOA），這是氟碳塗料加工時所用的化學物。對美國西維吉尼亞州暴露於工業生產所產生的 PFOA 族群的調查發現，暴露於 PFOA 與睾丸癌和腎癌、肝功能異常、甲狀腺功能異常、激素變化、潰瘍性結腸炎、肥胖、高膽固醇、出生體重低等有關聯性。

　　PFOA 不僅存在於不沾鍋的塗層裡，地毯、裝飾品、紡織品和衣服等物所含的 PFOA 要遠高於不沾鍋，因此從不沾鍋吸收的 PFOA 的量相比這些東西要少得多。

　　目前，杜邦等廠商開始生產無 PFOA 的不沾鍋，但是那些替代物是否安全還未可知。而且這是美國的情況，在其他國家，PFOA 的使用依然很普遍。

　　怎麼辦？

　　首先，要安全使用不沾鍋。一是不要預熱，試驗發現預熱時溫度很容易超過 260℃，即便加了油，也有可能在 2～3 分鐘內達到這個溫度。二是避免高溫烹飪，用中等溫度就可以了。其實這正符合飲食健康的原則，在飲食上不要每種食物都高溫油炸。

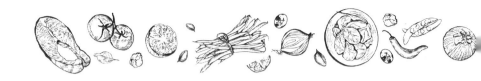

其次，不沾鍋有破損的話要換一個，尤其是電子鍋，因為清洗和飯匙刮，很容易破損，我家的電子鍋每年換個新的。

第三，選擇重的不沾鍋，因為輕的不沾鍋溫度上升得快。

第四，保持廚房通風。

最後就是不用不沾鍋，鐵的、玻璃的、瓷的、不鏽鋼的都可以，但是那些東西未必比不沾鍋安全。

至於市場上那些宣傳無 PFOA 的不沾鍋，只能說不可全信。

46　鋁超標有何危害？

　　前一陣收到私訊，「最近孩子幼兒園查出包子鋁超標，應該做些什麼檢查？有什麼危害？」

　　之前有報導，「人造海蜇絲」中鋁含量超標嚴重，吃多變痴呆。

　　鋁在地殼元素豐度排在第三位，僅次於氧和矽，占 8%，這樣在水源和食物中都帶有微量的鋁。19 世紀化學工業興起後，鋁被廣泛用於食品添加劑和餐具，人們從此多吸收了很多的鋁。鋁並不是人體所必需的元素，但人體對環境中的鋁是有一定的耐受能力的，微量的鋁對人體是無害的，但長期累積則有可能對人體有害。

鋁從哪裡來？

　　餐具一度大多數為鋁製的，鋁作為餐具有兩點好處，一是耐高溫，二是受熱均勻，食物得以均勻受熱。但是會導致鋁在烹飪過程中進入食物，做一次飯會因此吃進去 1～2 毫克鋁，尤其是烹飪含酸的食物比如水果、番茄和紅酒時，脫落的鋁會多一些。如果用金屬鏟子會刮掉一些鋁，如果鋁鍋的品質不好，

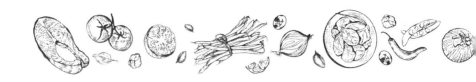

脫落的鋁會更多。可以採取的辦法是不用鋁鍋，或者用陽極處理鋁鍋，用塑膠或者木鏟（匙）。

一些食物中鋁的含量相對較高，比如發酵粉、加工奶酪、醃黃瓜等，前面說的人造海蜇絲也屬於這類食物，要盡量少吃或者不吃。至於包子含鋁高則是不應該，屬於人為的因素。

一般來說，從食物中攝取的鋁會多於從鋁鍋攝取的鋁。

吃鋁會變笨嗎？

鋁餐具倒楣是從 1970 年代加拿大的一篇研究開始，這篇研究發現阿茲海默症患者腦部鋁的平均值大大高於正常人，因此推斷是鋁導致阿茲海默症。後來在動物實驗中發現鋁會導致神經元變性。這樣一來，聞鋁色變，大家紛紛捨棄鋁鍋。

吃鋁會變笨似乎成了既成事實，然而進一步研究，發現老年人腦部鋁平均值都高，說明這種高平均是和年齡有關。還有的研究發現是因為阿茲海默症才導致腦部高鋁。至於動物實驗，那是將鋁直接注射進腦子裡，而且所引起的神經元變性和阿茲海默症的情況是不同的。

至今為止，對於阿茲海默症的病因還不清楚，鋁與阿茲海默症的關聯不成立。

46 鋁超標有何危害？

鋁中毒

　　世界衛生組織建議的攝取鋁的安全累積為 65 毫克，如果攝取了過量的鋁，有可能導致中毒，出現神志不清、骨骼疼痛、發育緩慢、語言障礙、癲癇等問題，還有可能出現肺部症狀、神經系統症狀、貧血、鐵吸收障礙等併發症。

　　鋁中毒是因為吃了含鋁高的飲食、在工作場所吸入大量鋁，生活在生產鋁的廠礦附近、廢品垃圾站附近、天然高鋁的地區。腎臟不好的人容易鋁中毒。藥物中止汗劑、抗酸劑鋁含量高。

　　回答幼兒園包子鋁超標應該做什麼檢查的問題，可以做血液檢查，但血液的鋁平均值並不能說明問題，還需要進一步檢測。

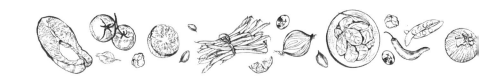

47　莫讓美食背黑鍋

節日裡有一個永恆的話題：減肥。

2016 年 9 月發表的一項研究，於 2012 年至 2013 年之間在美國、德國和日本對將近 3,000 人進行了 12 個月的體重追蹤，發現了一個共性：在聖誕節期間體重增加。聖誕之後的第 10 天測量體重，和聖誕節 10 天前的體重相比，增加了 0.6%，美國人在聖誕和新年期間體重平均增加了 0.6 公斤。

更值得注意的是，到了第二年夏天，這些增加的體重只有半數被減掉了。也就是說，人們一年胖過一年，很大程度是因為過節的時候長的肉。

為什麼過節會長肉？

英國的研究發現聖誕節那天人們會吃 6,000 大卡熱量的食物，是平常的 3 倍。

增肥主要是因為吃得多，加上少動，因此減肥就要少吃，加上多動。但是美食的誘惑是很難抵擋的，不要說節假日是吃貨們放任自流的日子，平日裡美食的誘惑也無處不在，於是很多人把胖的責任歸罪於美食，很久以來，美食導致多吃，進而導致體重增加，已經成了定論。

47　莫讓美食背黑鍋

　　從另一個角度，健康人士往往對美食為畏之如虎（用一下成語呀，這個虎不是虎老師的虎），生怕美食壞了自己的修行。於是，美食與健康成了仇人。

　　人生呀，如此之不能兩全。

　　我們常常在感嘆了之後，該健康的健康去，該吃貨的吃貨去，但美國費城的莫乃爾化學感官中心的一位生理心理學家則不甘心，憑什麼呀？真的是美食讓人增肥嗎？

　　他設計了一個動物實驗，結果出來後趕在 2016 年聖誕節前發表了。

　　這個實驗的第一期是測試小鼠是否偏愛高糖或高脂肪但營養價值低的食物，他們改變了以往動物實驗那種只給小鼠一種食物的辦法，而是讓小鼠在正常食物、含人工甜味劑或者礦物油但不含熱量的食物之間選擇。正如所料，小鼠偏愛含糖或者含油的無營養食物。

　　愛美食不僅是人類的共性，也是動物界的共性。

　　這個實驗的第二期是將小鼠分三組，分別給予正常食物、加了人工甜味劑的食物、加了礦物油的食物，6 週以後，發現這三組在體重上沒有區別，說明美食並不會導致多吃。

　　這個實驗的第三期是餵保證讓小鼠變胖的高脂肪食物，並在食物中加人工甜味劑，讓食物更美味，發現這樣並不會導致小鼠多吃，甚至所導致的體重成長和脂肪堆積比不加人工甜味

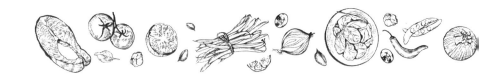

劑的那組稍少。

這項研究質疑了美食不健康的固有觀點，認為美食本身對肥胖沒有影響，味道只是在吃的時候決定我們吃什麼的選擇，並不決定我們長期性地吃多少。

這個研究讓虎老師揚眉吐氣，知我者，小鼠也。

虎老師一貼家裡飯菜的照片，總有人說看著難以下嚥，這東西怎麼吃呀？

怎麼吃？虎老師覺得很好吃，很有食慾，難道我太與眾不同了？老婆從前也是無肉不歡的，這些年吃這種飲食也沒見她膩過，而且也吃得很香。還有兒子這兩年也算走南闖北，外頭亂七八糟的食物沒少吃，回到家也吃得津津有味，今天還埋怨他爸媽做的飯太好吃了，他都胖了。難道這一家子都是另類？

上面那個研究說明的就是虎老師一貫說的，不是因為美味食物的誘惑擋不住，而是因為很多人吃上癮了，由於各種原因吃得太多，這一點不能怪美食，而是你們自己的原因。

都有什麼原因？

好吃不等於吃一缸，品嚐美食並不等於次次吃到快撐爆的程度，在飲食上要能夠淺嘗輒止，一吃起來就煞不住是很多人體重漸長的原因之一。不住口地吃，不是因為美食，而是因為吃上了癮。

2016 年早些時候的研究發現，鹽會讓人攝取過量脂肪，進

而導致肥胖，這就是重口味的根源，是很多人體重漸長的又一個原因。重口味是飲食結構的「搖頭丸」。

喜歡美食是人類的天性，健康的食物一樣能夠美味。從另一方面講，如果毫無節制地吃，再健康的食物也會垃圾化。

吃得健康，不是要從此啃草根吃樹皮。要先從飲食習慣入手，把重口味改了，把飲食結構改了，把潛意識中重鹽、重油為美食的錯誤概念糾正了，然後你對什麼是美食的感覺就不一樣了。

再然後，就是虎老師反覆強調的八字真言了。

少吃幾口，天長地久。

2021 年，讓我們健康地享受美食吧。

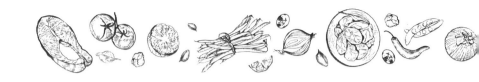

48　減肥要怎麼吃？

　　減肥是時代潮流，原因一是我們現在以瘦為美，二是普遍肥胖。全民減肥的一大問題是很多人不知道什麼叫做減肥。名人為了出鏡而快速狂減那種情況不叫減肥，而是人怕出名豬怕肥。減肥說的是長期效果，火速減去幾公斤、十幾公斤甚至幾十公斤不難，難的是穩定，不要說一年以後吧，起碼6個月以後，看看減去的肉是不是又長回來了。

指標與體重

　　就拿運動減肥來說吧，一開始運動效果很好，肥肉齊刷刷狂掉，可是過了一段時間，無論你怎麼瘋狂運動，就是減不下去，甚至還長回來了。再提高運動強度可就超過修建金字塔的奴隸們的體力支出了，為什麼呀？

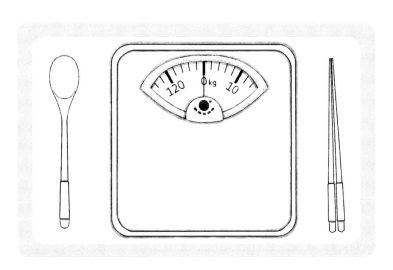

　　最近有一篇論文探討的正是這個問題，論文的作者研究的對象是坦尚尼亞北部的哈扎人，發現哈扎人每天體力活動量極大，但是他們的熱量支出和多坐少動的歐美人差不多。為了解釋這種奇怪的現象，他們計算了 300 多名男女一週的熱量支出和活動程度，發現中度活動者比活動較少的人熱量多支出 200 大卡，但是活動更劇烈的人則不會有更多的熱量支出。

　　這項研究揭示運動引起的熱量支出可能有個臨界點，之後身體就會適應了。這從邏輯上說得過去，如果一直呈正比的話，遠古時人類在大活動量的情況下可就吃不消了，所以單靠運動無法完全達到減肥的目的。不過運動並不是只為了減肥，運動對身體有很多好處，即便減不下去，也要堅持運動。

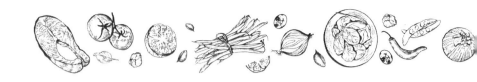

　　不靠狂運動，就靠吃吧。2015 年發表的一篇論文來自哈佛大學的護士健康研究，對 13 萬人追蹤了 24 年，發現每天多吃一份水果能累積減少體重 0.24 公斤，每天多吃一份蔬菜能減少體重 0.11 公斤。有助減肥的蔬菜是高纖維、低 GI 的，比如花椰菜、抱子甘藍和青花菜，水果是莓類、蘋果和梨子。臺灣人吃的大豆和豆製品是屬於高纖維低 GI 的。

　　但是多吃低纖維、高 GI 的蔬菜比如紅蘿蔔、高麗菜則會導致體重增加，吃澱粉類蔬菜比如玉米、豆類和馬鈴薯也會導致體重增加。這些蔬菜儘管有可能導致體重增加，但也能夠提供必需的營養成分，比如鉀、維他命 C、維他命 B6、鐵、蛋白等，該吃還得吃，只是不能多吃。

　　這項研究說的是減肥不能泛泛地吃水果蔬菜，而是要吃高纖維低 GI 類，向著糖尿病飲食去了。

　　剛剛發表的另外一篇論文是來自同一項研究的結果，包括了對 12 萬人的長期追蹤。發現多吃類黃酮有助減肥，每天多吃 10 毫克花青素、138 毫克類黃酮聚合物、7 毫克黃烷醇會導致 4 年內少增加體重 100 克。聽起來沒有多少，但幾十年下來，加起來就多了。

　　這項研究的結果不是讓人多吃花青素等類黃酮，而是多吃富含這些類黃酮的水果蔬菜，其實是因為這些水果蔬菜的作用，就像前幾章〈每天一碟「彩虹」〉裡面提到的，富含花青素的

紅色、紫色、藍色和黑色的水果蔬菜是健康食物。

文獻看下來，對減肥有了什麼新的認識？

不能光靠運動，要和健康的飲食習慣相結合。在少吃的同時改變飲食習慣，既要在飲食結構中多吃水果蔬菜，同時也要吃有助於減肥的水果蔬菜。

女人減肥難

看了中學同學聚會的照片，女同學體型都還可以，男同學嘛，你們怎麼胖成這樣呀？

女人是減肥的主力，在減肥上花的力氣和毅力可以再蓋一棟 101，但是減肥的難度越來越大。對於男人來說，減肥的關鍵是行動；對於女人來說，減肥的關鍵則是難度。

減起肥來，女人難於男人，最近一篇論文對此給出了解釋。這項研究是美國和英國科學家在缺乏前腦啡黑細胞促素皮促素（proopiomelanocortin, POMC）的肥胖症小鼠模型上做的實驗，POMC 調控食慾、熱量支出、生理活動和總體重，因此成為肥胖症藥物的目標。研究人員給小鼠 Lorcaserin 以增加 POMC 合成，發現雄性肥胖症小鼠服藥後體重恢復正常，雌性肥胖症小鼠也減了肥，但體重還處於肥胖症水準。

研究人員進一步發現，POMC 對雄性小鼠和雌性小鼠效果不同，Lorcaserin 在小鼠身上都能減少食慾，但只能幫助雄性

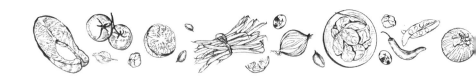

小鼠提高熱量消耗和增加生理活動。這種性別上的激素作用不同如果能夠在人體上證明的話，就有可能分別做出男用肥胖症藥物和女用肥胖症藥物。

女人減肥難，不減肥也難。根據 BMI 來計算，BMI 在 25 ～ 30 之間屬於過重，30 以上算肥胖。女人過重，男人也過重，但此過重和彼過重的花銷不同。美國有專家根據失能傷害（通常稱為損失工時傷害）、生病、醫療支出等方面進行了計算，得出過重女性比體重正常的女性每年多花 524 美元，過重男性比體重正常的男性每年多花 432 美元的結論。

對女人不公平吧，看看肥胖。肥胖的女性比體重正常的女性每年多花 4,879 美元，肥胖的男性比體重正常的男性每年多花 2,646 美元。女人真是胖不起呀，如果加上失去的壽命的話，這兩個數分別為 8,365 美元和 6,518 美元，差距沒那麼明顯，不管怎麼說，胖是一件很花錢的事。

胖不起，可是減肥不容易，怎麼辦？

美國還有一項對於低收入年輕女性的調查，發現過重的女性中有四分之一認為自己體重正常，而體重正常的女性中有六分之一認為自己過重。這兩個極端的種族比例正好相反，過重者自認體重正常的人中黑人比白人多一倍。體重正常者認為體重過重的人中白人比黑人多一倍多。

掩耳盜鈴並非沒有道理，澳洲的一項包括 20 幾萬人的調查

發現，對於 65 歲以上的老年人來說，BMI 在 27.5 左右死亡的風險最低。

到底聽誰的？

最近一項研究是這樣認為的，不應該用 BMI 來判斷是否健康，認為 BMI 這個指標錯誤地將 7,500 萬美國人貼上了健康或者不健康的標籤。瘦人中有 30% 是不健康的，胖人中也有不少是健康的，包括 BMI 超過 35 的大胖子，居然有 15% 是健康的。

應該看什麼？

各項指標。血壓、三酸甘油酯、膽固醇、血糖、胰島素抗性、C- 反應蛋白等，這些指標也許比體重更能反映一個人的健康程度。

女人怎麼辦？

最好能夠既關心自己的指標，又關心自己的體重，但是不要一味向白骨精看齊。

肥胖時代

前一陣子有一篇論文對過去 40 年全球範圍內體重資料變化的趨勢進行了分析，結論是肥胖的人數超過了體重過輕的人數。這個星球不僅人類在數量上不斷增多，在平均體重上也不斷上升，這兩個上升的趨勢使得人類對於地球來說，澈底地癌化了。

為什麼出現這種情況？不僅僅是因為很多人多吃少動，人

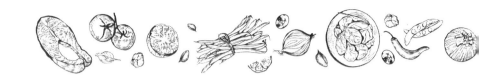

類飲食結構的改變更重要，高熱量的加工食品改變了這幾代人，如果這種趨勢繼續下去，也許會導致人類機能的改變。飲食習慣在人類歷史上一直是演化的一大動力，因為人類為了生存，必須適應環境所提供的食物，有什麼吃什麼。

最近一次這樣的演化發生在尼安德塔人身上，研究發現我們的祖先和已經滅絕的尼安德塔人之間是有性接觸的，引起許多風花雪月的遐想，其實那年月大家都很野蠻，裹個獸皮、渾身臭烘烘的，見面主要靠吼，兩性那點事動物本能的成分不小。

從外表上，和我們相比，尼安德塔人矮而粗壯，肋骨和骨盆都寬。一篇新式考古論文則從內臟上進行了研究。在我們的飲食結構中，蛋白質占 30%，其餘靠脂肪和碳水化合物，這是因為人類將蛋白質轉化成熱量的能力有限。但是尼安德塔人飲食中蛋白質占的比重高多了，這是因為他們所生活的歐洲正值冰河期，氣候太冷，能吃的主要是野獸，所以他們的飲食結構中 74% ～ 85% 來自動物。時間一長，尼安德塔人的消化系統發生了變化，以適合這樣的高蛋白飲食結構。這樣的適應環境的演化會是導致尼安德塔人滅絕的原因之一嗎？

胖人有兩種，一種是蘋果，一種是梨子，這是從體型上分，蘋果體型的脂肪都堆積在肚子上，腰圍很粗，梨子體型的脂肪都堆積在屁股上，細腰豐臀。這兩種體型相比，蘋果體型更危險，和高血壓、高血糖、高膽固醇及心臟病有關。最近有一項

研究進一步證明，腰粗會增加心臟病的風險，減少腰圍可以減少心臟病的風險。胖人如果無法減肥，退而求其次，要減少自己的腰圍。對於沒有到肥胖症的人們，與其關心體重計上的數字，不如關心自己的褲腰，要衣帶漸寬終不悔。

食物的誘惑對於很多人來說是難以抵擋的，節食難，減肥藥物又弊多於利，怎麼辦？

最近在減肥藥物上出現了曙光，這一次是被稱為「愛之激素」的催產素。催產素在性愛、生產和哺乳中產生作用，此外還控制食物攝取和體重。一項小型隨機雙盲試驗證明催產素噴鼻劑能夠減少衝動，這樣一來人的自我控制能力得到提高，吃的就會少。

這項研究的問題只在男性身上進行了試驗，按理說男女應該差不多，但也不排除有差別。歐洲 2016 年的研究也發現使用催產素噴鼻劑可以減少熱量攝取。和其他減肥藥相比，催產素副作用相對小多了。

控制體重要馬上著手，不要等到得了肥胖症才後悔，現在就行動吧。

預防癌症，減肥吧

某天太太傳達，據她手下的實驗員說，美國的醫生護士很有問題。那女孩子的父親做腹部手術，手術過程中聽到醫生

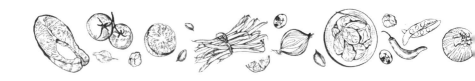

和護士一起嘲笑他：這個死胖子一肚子的脂肪，這手術沒辦法做了……。

在美國拔個牙都可以全麻，肚子開刀居然局麻？夫妻二人這麼一分析，認定那女孩子她爸知道自己胖不招人待見，全麻後出現了幻覺。醫生護士真敢當著清醒的患者這麼說，這不是自找官司嗎？

肥胖是全球性的流行病，美國好歹處於穩定階段，臺灣則處於追趕國際先進肥胖水準的上升階段。美國雖然穩定了，但胖子族群已經形成了。關於肥胖對健康的影響，在心臟病、腦中風、糖尿病上已經很受重視，但其對癌症的影響，還需要進一步宣導。

根據美國國立癌症研究所的預測，到 2030 年，也就是十年間，如果美國人的肥胖狀況再這麼下去的話，會多出 50 萬癌症患者，在不遠的將來，肥胖會成為美國人罹癌排名第一的危險因素，降低吸菸率和癌症早期診斷技術的不斷改進等癌症預防措施產生的效果，很可能被肥胖抹殺。如果每個美國人減肥一公斤，就可以減少十萬例癌症。

全民減肥，預防癌症。

肥胖並不一定得癌症，體重正常也不保證不得癌症，因為有很大比例癌症是無法預防的，還有不少癌症和肥胖的關聯性不高或者無關聯，但是，維持正常的體重是預防癌症的辦法之

一，可以減少罹患癌症的風險。

除了預防癌症之外，減肥還有助於早期發現癌症。肥胖者會感到疼痛，激素水準不正常，因此會掩蓋一些癌症的早期跡象，影響癌症的早期診斷。由於脂肪過多，醫生也許無法發現體積比較小的腫瘤，手術的時候胖子出現併發症的機率高，術後恢復的效果也不好。

已知和肥胖有關的癌症包括乳癌、大腸癌、子宮頸癌、腎癌、食道癌、胰腺癌、子宮內膜癌、甲狀腺癌、膽囊癌等。這其中有三種是女性癌症，這是因為脂肪組織會產生過量雌激素，因此女性更要注意控制體重。

肥胖者血液中會有過量的胰島素和第一型類胰島素生長因子，會刺激一些腫瘤的發展。脂肪細胞還會產生其他激素比如脂肪素，刺激或抑制細胞生長，脂肪細胞還會直接或間接影響腫瘤生長調節劑，肥胖者通常有低度慢性發炎反應，也會增加罹癌的風險。

就拿最近很受關注的乳癌來說，很多研究發現肥胖會增加更年期後乳癌的風險。流行病學研究發現女性在 18 ～ 60 歲之間的體重增加與更年期後乳癌關聯性更強，也就是說女性在成年後要一直注意控制體重，直到更年期之後。

於己方便，與人方便，窈窕淑女，君子好逑。即便在水一方，看著也賞心悅目。美好的生活，就是茫茫人海，與美女相遇，

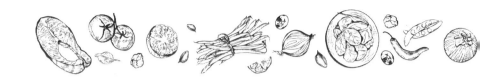

笑容相對，哪怕她不理睬你。

真正的美女是不會這麼粗魯地對待向自己微笑的人的，尤其是身材標緻的男人，減肥吧！好色的男人們。

這種患乳癌風險是和脂肪組織分泌出過多的雌激素有關，即便不肥胖，更年期之後也要小心雌激素，包括植物雌激素。

肥胖者被診斷出乳癌後，如果處於更年期之前，死亡的機率高 75%，如果是更年期後，死亡的機率高 34%，所以自己胖、家人胖，不管有沒有到更年期，是女的就要減肥。

肥胖女性不管有沒有到更年期，患子宮內膜癌的風險是體重正常者的 2 ～ 4 倍。

大腸癌與肥胖的關聯性則主要見於男性，尤其是大腹便便者和大腸癌的關聯性非常強，男人們看看自己的肚子，盡快把肚子上那一圈「游泳圈」減下去。

無論男女，肥胖和腎細胞癌的關聯性都很強，患食道腺癌的機率高一倍。

這是幾種和肥胖關聯性很強的癌症，上面還提到了其他肥胖和癌症關聯性不強的腫瘤，雖然關聯性不強，但其關聯性還是存在的。

減肥是預防癌症的有效方法之一，體重超標的人們，減肥吧！

節後減肥

　　節日期間減肥是不現實的，普天同慶，您過於自律，可能就憂鬱了，即便很有毅力的，由於客觀原因，也做不到。我們社區的健身房幾年前曾開展了一個節日減肥競賽，參加者每人交 5 美元，感恩節之前測體重，新年後再測體重，體重減少最多者獲勝，拿走大家的參賽費。

　　很健康的活動吧！總共才十幾人參加，因為節日裡下決心減肥的都算怪物了，最後獲勝者的成績是 0，也就是一斤不多一斤不少，其餘的人儘管在節假日期間堅持運動，還是增肥了。於是那不到一百塊就歸了沒有增肥也沒有減肥的獲勝者，也就是虎老師。虎老師那個節日期間真的是天天運動、盡可能少吃，就這樣也只能保持不增肥。

　　沒辦法，過節期間吃喝的機會太多，吃的東西也放開了，所以要在節後再考慮減肥的計畫。

　　節後減肥的關鍵是什麼？

　　過節時餵豬，節後就要放羊了，關鍵是少吃。很多人都認為自己過完節就吃得少了，但根據上面說的那個研究的結果，根本不是這麼回事。研究人員追蹤了幾百個家庭的食品採購情況，發現節後確實大家多購買健康食物，但垃圾食物的購買量並沒有減少，過節期間每次採購比節前多了 389 大卡熱量，過

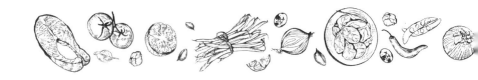

節之後每次採購比節前多了 793 大卡熱量。

不從熱量上限制，只多吃健康食物是無法減肥的。所以立志把過節期間增加的體重減下來的人要認真審視一下，是不是真正做到了減少食量。虎老師昨天吃了一盒壽司當晚飯，今天用一盤草莓當晚餐，意思就是要真正做到少吃。

節後減肥也不要操之過急，儘管可能褲子都快穿不進去了，還要循序漸進。有一位朋友過完節的計畫是參加訓練，爭取跑半程馬拉松，結果訓練了沒多久，跑完了嚴重呼吸困難，趕緊打住。減肥計畫要可靠，胖子不是一口吃出來的，也不是不吃一口就瘦下去的。

其實，最適宜的計畫是過完節恢復到節前的情況，如果你平時生活習慣很健康的話，節前怎麼吃怎麼運動，節後就那麼吃那麼運動，把過節期間養成的不良習慣改正了，這樣經過一段時間，你的體重就會恢復原樣了。不要太著急，最晚在下次過節之前恢復原樣就是了。那些快速節後減肥的招數大可不必相信，過完了節，沒有必要馬上給自己上緊了弦。

以前生活和飲食習慣不健康的人正好藉著這個機會檢討一下，能改正幾條是幾條，今年改幾條明年再改幾條，幾年下來就瘦成了條。

過節增肥除了吃這點之外還有睡，過節期間睡眠減少也是體重增加的一個因素，因此過完節要補眠，然後早睡早起，每

天睡夠 7 個小時。

　　過節後照鏡子了嗎？量體重了嗎？不敢照、不敢量的別不好意思，慢慢來，從今天做起。

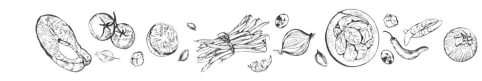

49　吃麵減肥？

這幾天 LINE 群組裡全是策略家、軍事家，我勸他們，天天打這個滅那個的，目標太長遠了吧？還是來點實際的近期目標，比如減減肥，您說挺個大肚子能打誰呀？

減肥，怎麼減？

《Nutrition & Diabetes》（《營養與減肥》）上的一篇論文上了晚間新聞了，哪裡吸引人了？吃麵減肥！

這篇論文對兩個長期流行病學調查的 23,000 多人的資料進行了總結，發現吃義大利麵和體質指數（BMI）呈負相關，就是說多吃麵的人體重低。為什麼選義大利麵？是因為這兩項研究是在義大利做的。

電視裡在喊吃麵囉吃麵囉的同時還是很克制的，因為這篇論文的結果大有值得商榷之處。

這篇論文分析的研究是流行病學觀察，在體重檢測上並不嚴謹。更關鍵的是，它涉及地中海飲食。地中海飲食是吃植物來源的飲食，吃橄欖油和椰子油、每月只吃幾次紅肉、每週吃兩次雞或魚，這種飲食被認為是很健康的飲食。一直以來，專家建議減少地中海飲食中義大利麵的比例，以減少熱量攝取，

49 吃麵減肥？

這篇論文的結果不支持這個觀點。但這篇論文的結論是多吃義大利麵的人就是吃地中海飲食的人，近年來義大利人飲食結構也發生變化，紅肉的攝取量增加，換句話說，吃義大利麵少的人，就是那些不再吃地中海飲食，而是吃美式和歐式飲食的人。所以不是義大利麵讓人腰細，而是地中海飲食的作用。

　　不管是誰在產生作用，都要適量。義大利麵可以吃，炸醬麵、拉麵、刀削麵也都可以吃，關鍵在於量，你每次吃幾大碗公，肯定虎背熊腰。

　　很多人吃麵的原因是餓，餓的時候先喝水，這是一個有年頭的減肥指南，因為往往是渴了，被誤解為餓了。由於食物裡含有水分，在吃東西的時候補充了水，但也多攝取了很多熱量，同時水分補充得不夠，就這樣成了惡性循環，導致體重過重和肥胖。餓了先喝水，或者吃含水量大的水果蔬菜，就能控制體重。對於過重和肥胖的人，能夠減肥。

　　道理講得很清楚，但研究結果不一致，透過補充水分，有些研究發現能減肥，有些研究發現不能減肥反而增肥，為什麼會這樣？

　　最近發表在《Annals of Family Medicine》（《家庭醫學年鑑》）的一篇論文對此的解釋是因為現在大多數人體重過重或者肥胖，很多人認為喝水喝夠了，其實並沒有補足水分，還是經常處於脫水狀態。儘管究竟是脫水導致肥胖，還是肥胖導

237

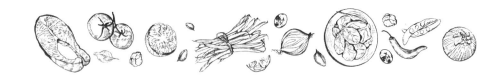

致脫水尚不清楚，但補水控制體重無疑是正確的，不成功的原因是因為太胖，補水補得不夠。

不僅渴是缺水的表現，尿的顏色深或者黃也是缺水的表現，經常想吃東西也是。補水最好的辦法是喝水，純的水。其次在飲食結構中，做到大部分是含水量多的水果蔬菜，和上面說的地中海飲食相符。

那麼喝粥呢？一碗粥讓有些專家誇得能容進宇宙之精華了。會做飯的都清楚，蒸米飯要加多少米？熬粥，很簡單的小米粥、玉米粥，應該放多少米，兩者相差多少？同樣的容量，喝粥要比吃飯多喝很多水。

最後說說埋線減肥。

很多人埋線沒有用，但確實有人見效，為什麼？

埋線最大的特點是什麼？

痛！

牙痛、拔了牙、各種牙科疼痛治療經歷的人記不記得當時胃口不好？或者身體其他地方疼痛很長時間的人，是不是痛著痛著不知不覺瘦了幾公斤？

這是因為慢性疼痛會導致食慾下降，但是這種食慾下降不是普遍性的，有的人痛了吃得少了，算痛得其所，有的人痛了照吃不誤，算白痛一場。

埋線就是讓你痛到吃不了那麼多了，可是就算你屬於少數

49　吃麵減肥？

痛得其所的，減了幾公斤，不埋線了胃口會恢復的，可能吃得更多，體重會反彈的。這種方法不是減肥的長遠之計。

到底怎麼樣才能確保減肥？

有一個網路笑話說得沒錯：用膠帶把嘴巴封上，七天後肯定能減肥。

笑話嘛，不要太認真，我知道七天不喝水也許會出人命。

減肥說到底，就是少吃。

怎麼少吃？

虎老師貼的三餐的照片不少了，先照著虎老師的量吃，必減無疑。

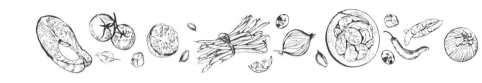

50　吃油炸食物後喉嚨痛，不是上火是什麼？

　　不斷有人請求：虎老師，寫寫上火吧，寫寫上火吧，虎老師。

　　一直不寫上火，是因為這東西就好像家裡放雜物的儲藏室。您這是什麼？它就是裝雜物和破爛的儲藏室。您還問想知道裡面有什麼？我得好好想想，有買了就沒穿的衣服、穿破了的襪子，有兒時的日記、大學時的情書，可能還有保險套、避孕藥，有喝剩的酒、過期的餅乾，還有什麼想不起來了。您刨根問柢就要個詳細的，我得花時間整理呀，這裡怎麼有幾百塊錢呀？什麼時候藏的怎麼忘了？媽呀！竄出一隻老鼠。

　　真事，小時候收拾家裡的儲藏室，從蝦餅的盒子裡竄出一隻大老鼠。

　　一位朋友說得對，對於上火這種深入人心的民俗兼中醫的東西不能迴避，所以今天開始就整理上火這個大儲藏室，不知道要整理多久，今天解釋為什麼一吃油炸的東西就喉嚨痛。

　　上面那段話已經解釋了為什麼不能像有些傳統醫學的概念那樣，也給上火一個明確的現代醫學解釋。有些傳統醫學的概念針對的是單一症狀或者較窄的範疇，因此可以用現代醫學的

50　吃油炸食物後喉嚨痛，不是上火是什麼？

概念套上，儘管這種粗暴的套用引起了很多的混亂，但總算勉強能夠解釋。而上火這個概念是一個非常籠統的概念，你眼睛紅了、流鼻血了是上火，你嘴裡潰瘍喉嚨痛是上火，你身上癢長痘痘也是上火，你尿黃便祕又是上火，連著急發個脾氣都算上火，讓我怎麼套現代醫學的概念？就說這個發脾氣吧，要是更年期引起的現代醫學還能解釋，那麼多無奇不有的上火可怎麼解釋得了？

在上火這個概念上，可以看到傳統醫學和現代醫學的區別。傳統醫學就像美國的政黨，鬆散式的來去自由，比如去年的總統大選，有的州初選有道登記程序，事先註冊一下，我所在的州沒有這道程序，到了投票所，兩黨的選票只能選一個，選了哪個你現在就是該黨黨員了，選完後又自由了。有名望的人就要站出來表個態，也不用認同它的綱領，連支持它的總統候選人都不要，只要高喊打倒某某某就成。

不強行生硬地解釋上火，就是要旗幟鮮明地說這世上從來沒有上火這東西，也就不存在去火、敗火和瀉火。

那麼，為什麼有的人吃了油炸的東西就喉嚨痛？

喉嚨痛的主要原因是由病毒和細菌感染所引起的反應，多數是病毒感染。喉嚨痛本身不是病而是症狀。你問醫生要治喉嚨痛的藥，醫生得針對導致喉嚨痛的原因加以治療，大多數情況比如普通感冒靠自癒。如果你正好有呼吸道感染，又吃了油

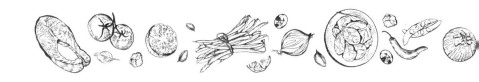

炸的東西，喉嚨痛的帳很可能被算在油炸食物頭上。

我知道，上面這個解釋有些牽強，下面還有。

喉嚨痛主要是因為咽炎，經常感冒就會導致咽炎好了又犯、犯了又好，如果你經常吃油炸的食物，遲早會趕上。

慢性咽炎的原因之一是過敏引起的血管性水腫和鼻涕倒流對咽喉的刺激。過敏的原因之一是食物，食物中的植物性蛋白和動物性蛋白是過敏原之一。如果本人屬於過敏者的話，飲食中有過敏原就可能出現喉嚨痛。吃油炸食物的同時有可能吃進帶有過敏原的其他食物，喉嚨就痛起來了。

食物如果太鹹和太辣都會刺激喉嚨，臺灣的食物恰恰不缺這兩點，也是吃油炸食物後喉嚨痛的原因之一。

另外一個原因是吸菸和飲酒，這也是誘發慢性咽炎的因素，尤其菸草中的有毒化學物會直接導致咽喉組織發炎。很多人吃油炸食物的時候又吸菸又喝酒，卻把喉嚨痛的責任賴在油炸食物上。

空氣汙染是慢性咽炎的另一個誘因，吃油炸食物往往有燒烤的存在，空氣品質極差，加上二手菸的汙染，這些都有可能導致喉嚨痛。

最後這一點可能占很大比例，就是胃食道逆流，有這種情況的人吃完東西胃酸逆流，導致咽喉後部發炎。很多人晚飯時大吃大喝，吃完沒多久就上床躺著了，這樣胃食道逆流會很嚴

50　吃油炸食物後喉嚨痛，不是上火是什麼？

重，早上起來自然會刺激咽喉。

　　油炸食物是不健康的食物，不應該多吃，但原因和所謂的上火無關。

　　最後重複一句：世上無上火。

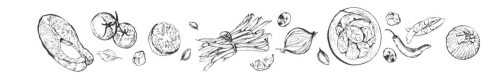

51　多喝紅酒有助健康？

　　喝紅酒有助於健康，這個說法源於法國悖論（French paradox）。1991 年法國波爾多大學塞爾吉·雷諾德（Serge Renaud）提出，法國人心臟病發生率比美國人的心臟病發生率低，可是法國人飽和脂肪酸攝取量高於美國，這樣就和一直認定的飽和脂肪酸攝取量與心臟病的正相關相違背。對法國悖論有多種解釋，其中之一是法國人紅酒喝得多。

　　法國人喝紅酒的傳統是因為當年巴黎的水質太差，喝了會經常生病，人們只能喝相對乾淨的紅酒。法國悖論一出，紅酒的健康形象被建立起來了，紅酒的銷售量也大增。

　　2003 年，哈佛大學的大衛·辛克萊（David Sinclair）等人發現紅酒中的白藜蘆醇（resveratrol）能夠延長酵母菌和蚯蚓的壽命，這是一種芪類化合物，存在於紅葡萄的皮和其他水果中，紅酒中白藜蘆醇的含量在每升 0.1 ～ 14.3 毫克。於是白藜蘆醇成為新的「仙丹」，辛克萊與人合夥成立 Sirtris 藥廠，在此基礎上開發長壽藥物。很快白藜蘆醇成為膳食補充劑和化妝品的一個新寵，美國每年白藜蘆醇補充劑銷售額達到 3,000 萬美元，所用的白藜蘆醇大多不是來自葡萄，而是日本虎杖這種

在很多地方成為危害環境的外來物種的根部。

二十多年過去，法國悖論越發經不起推敲，法國人低心臟病發生率和法國人的飲食習慣相關，尤其他們熱量攝取少，隨著飲食結構的變化，再過一兩代這種差別就不存在了，紅酒造成的影響很微小。

辛克萊則名利雙收，2008 年 Sirtris 藥廠被葛蘭素史克藥廠以 7 億 2,000 萬美元收購。

但是白藜蘆醇已經站穩了，近年來有關白藜蘆醇的研究很多，顯示白藜蘆醇在冠心病、癌症、長壽和糖尿病方面有正向的效果。

但是這些研究的背景很不乾淨。

2012 年，康乃狄克大學經過 3 年調查，認定該校外科系教授和心血管研究中心主任在白藜蘆醇研究上享有盛名的迪帕克·達斯（Dipak Das）捏造和篡改資料 145 起，隨即將其開除，四家雜誌撤回其 12 篇論文。達斯共發表 117 篇有關白藜蘆醇的論文，裡面大概沒有多少是真的，這個醜聞對白藜蘆醇的研究打擊很大。白藜蘆醇的很多研究結果相互矛盾，和這傢伙有很大的關係。

辛克萊等人於 2013 年 3 月在《科學》雜誌上發表論文，為白藜蘆醇的長效效應找到分子水準的依據，這項研究是 Sirtris 藥廠和 NIH 合作的項目，有很強的商業氣息。

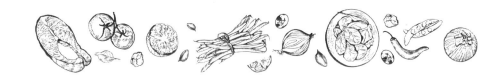

　2014 年發表在《JAMA Internal Medicine》上的一篇研究發現，吃富含白藜蘆醇飲食的義大利人在癌症、心血管疾病和死亡率上並沒有出現下降。

　目前白藜蘆醇的研究還集中在短期效果上，而且絕大多數是來自體外實驗和動物實驗，對白藜蘆醇的吸收和排泄、其代謝產物以及其對肝的影響還沒有足夠的了解。從副作用的角度來看，白藜蘆醇有可能是潛在的乳癌致癌物，長期使用白藜蘆醇存在著風險。

　一些人體試驗並沒有得到較好的結果，2012 年一項對更年期婦女的為期 12 週的實驗，發現服用白藜蘆醇補充劑並沒有增加對胰島素的敏感性，也沒有發現對長壽基因之一 SIRT1 等基因傳遞訊號有所改變。對現有文獻的分析，發現並沒有足夠的證據推薦在膳食之外額外服用白藜蘆醇補充劑。

　2013 年的一篇論文是觀察白藜蘆醇對運動效果的影響，這是為期 8 週的雙盲法實驗，結果發現服用白藜蘆醇補充劑抵消了運動帶來的血壓降低和膽固醇降低的益處，顯示過量服用白藜蘆醇很可能給健康帶來不利的影響。

　就白藜蘆醇補充劑本身而言，目前還沒有發現嚴重的副作用，有可能和阿斯匹靈、布洛芬等合用時增加出血的危險。因為白藜蘆醇補充劑是膳食補充劑，並沒有劑量上的規定，各種白藜蘆醇補充劑劑量不一，在 250 ～ 500 毫克之間，而動物實

51　多喝紅酒有助健康？

驗中得出有益效果的劑量換算到人體的話，每天至少要吃 2 克。即便服用極低劑量的白藜蘆醇補充劑，也有可能出現腹瀉、肌肉痙攣、食慾減退等問題。

　　那麼說就應該多從飲食中攝取，這就是宣傳喝紅酒益處的一個主要根據。喝紅酒關鍵在於要限量，男人每天一到兩杯，女人每天一杯，但很多人做不到限量，而且飲酒會導致多攝取很多熱量，如果控制不住的話，就弊大於利。平常不飲酒的人為了白藜蘆醇而開始飲酒就更不值得推薦了。

　　2016 年發表的一篇論文透過對義大利人飲食習慣分析，發現吃富含白藜蘆醇、巧克力和某些莓類並不能減少癌症發生率，也不能降低心血管疾病的病死率。食物中白藜蘆醇含量並不能對健康產生影響。

　　但也不都是負面結果，最近的一項研究發現過重者服用白藜蘆醇補充劑可以提高記憶力。

　　根據目前的研究結果，白藜蘆醇對健康的影響還有很多未知之處，不用特意去吃富含白藜蘆醇的食物，更不用吃白藜蘆醇補充劑，應該把飲食的重點放在均衡和多吃水果蔬菜上。

　　關於白藜蘆醇對皮膚的效果，在實驗小鼠身上發現白藜蘆醇塗抹在皮膚上能夠阻斷紫外線，但並沒有人體實驗的結果。另外一項 2015 年發表的研究發現服用白藜蘆醇 60 天之後，皮膚的狀況有所改善。因此，至少可以說沒有證據顯示在化妝品

247

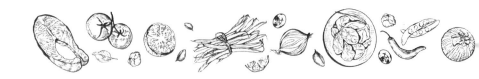

內添加白藜蘆醇能夠提供皮膚任何保護和保養作用，連吹捧白藜蘆醇的專家也不建議直接用在皮膚上。

根據現有的結果，沒有必要在白藜蘆醇補充劑和白藜蘆醇化妝品上花錢，也沒有必要為了健康而追求富含白藜蘆醇飲食。但還不能澈底否定紅酒的健康效果，有的試驗發現紅酒在某些人身上能夠產生消炎和保護心臟的效果。因此紅酒雖沒有傳說的那麼健康，但或許有些健康效果，這種健康效果未必是白藜蘆醇的作用。只要每天不超過一杯，紅酒起碼在酒精類飲品中是首選。

52　吃紫米、黑豆、黑芝麻能讓白髮變黑嗎？

　　白髮對於很多人來說是一件很煩心的事，因為白髮是隨著年齡的增長而出現的，於是就成了年老的一個標誌，您說能不煩心嗎？尤其是女人，愛美、怕老，對白髮更敏感。

　　怎麼辦？拔！

　　不能拔！隔壁歐巴桑說白髮越拔越多。

　　這是關於白髮的流傳最廣最久的一個謠言，連美國的黑白婦女們也信。真相是扯白髮不會導致頭上的白髮越來越多，反而會越扯越少，這個少不是說白髮越來越少，而是頭髮越來越少。因為如果毛囊損傷的話，就可能不再長頭髮。

　　所以謠言歸謠言，但女人們不可拔白髮。

　　那怎麼辦？吃藥，何首烏。

　　也不成，藥的名字是不能治病的，且何首烏會導致很嚴重的肝損傷。

　　那就吃紫米、黑豆、黑芝麻，吃什麼補什麼，這樣安全吧？

　　這幾樣黑東西如果不是吃得太多的話，是很安全的。至於是否能夠讓白髮變黑，首先有一個腦筋急轉彎的問題。

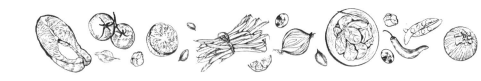

　　相信吃幾樣黑東西會讓頭髮變黑的，想一想，如果真能夠吃黑變黑，難道只有頭髮變黑嗎？就不會到處變黑？到時候頭髮是黑了，全身也黑了，去非洲都能被當作土著，這樣是你們想要的效果嗎？

　　已經吃了的別怕，因為這幾樣黑東西不會讓你們變成黑人，也不會讓你們的白髮變黑。

　　紫米、黑豆、黑芝麻這些黑色的食物如果不是染的話，黑色是花青素造成的，黑色素是水溶性色素，隨著 pH 值不同而顏色不同，藍莓、紫薯、紫米等都是因為花青素，還有因為跟花青素的風而出現的黑皮花生。

　　關於花青素在醫學上的效果的說法很多，特別是花青素抗癌效果，使得很多營養學家們言必談花青素。但是有關花青素醫學效果的結果都是在體外實驗獲得的，目前有幾項花青素臨床試驗正在進行中，還沒有任何花青素在人體上有效的結果。

　　各種食物的花青素組成不一樣，某種食物有效不能代表帶色的食物都有效。更大的問題是花青素在體內降解得很快，甚至很可能在口腔裡就被口腔裡的細菌給分解了，根本就不能進入肚子裡，還管它有效無效？

　　頭髮的本質是白的，使頭髮有顏色的是黑色素。黑色素在出生前就形成了，有兩種黑色素，真黑色素和假黑色素，這兩種色素的組合就是世界上各種天生的頭髮顏色。隨著年齡的增

52 吃紫米、黑豆、黑芝麻能讓白髮變黑嗎？

長，黑色素合成漸漸減少，這樣就無法保證所有的頭髮都是黑的，於是白髮越來越多。

頭髮細胞會產生過氧化氫，隨著年齡增長，細胞降解過氧化氫的能力下降，結果頭髮就從金黃變成灰白了。

黑色食物的花青素和黑髮的黑色素不是一個東西，因此不管吃多少，也不會幫助頭髮變黑。而且就算真的吃黑色素，也不會改變頭髮的顏色。

白髮多少很大程度是遺傳的，父母早生華髮，兒女也好不了。除了遺傳因素外，白頭髮和人種有關，白人要比亞洲人和黑人頭髮灰白得早。

有一種說法叫 50-50-50，說的是全球 50% 的人在 50 歲的時候有 50% 的頭髮灰白，對這種說法，居然有專門的調查，結果發現是不正確的，在 50 歲的時候，全球只有 6% ～ 23% 的人 50% 的頭髮灰白。因此以 50 歲為界，多數人頭髮還是黑色占多數。

這世界上的人的皮膚有不同的顏色，從淺到深，但頭髮的顏色和皮膚的顏色是不一致的，為什麼有這樣一個沒什麼道理的區別？

現有的解釋是環境壓力導致的演化，人類在非洲時皮膚的顏色是深褐色或者黑色，走出非洲後，由於北半球的日晒遠不如非洲，為了保證維他命 D 的合成，這樣可以幫助鈣吸收，人

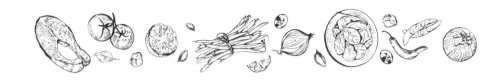

們的皮膚開始變淺，這樣就有了生存優勢。結果白種人能多吸收紫外線，代價是皮膚癌。而且因為文明之後不再赤裸著了，為了多吸收紫外線，白人男人到 30 歲就開始謝頂。

文藝作品中有很多一夜白頭的描寫，這是另外一個關於白髮的大誤解。頭髮一旦長出來後，顏色是不會變的。但是人們確實觀察到有些人短時間內白髮越來越多，比如美國總統，比較上任時和卸任時的照片，會發現他們的白髮灰髮多得不成樣子，人們說總統屬於壓力山大的職業，這類職業讓人們頭髮變白。

可惜，壓力是不能使現有的頭髮變顏色的。但壓力對頭髮變白有影響，壓力會使人掉頭髮，這就是所謂的休止期脫髮或者叫壓力性掉髮。頭髮掉了還會長出來，但長出的新頭髮會比原來的頭髮色素少，甚至灰白。壓力不會使現有的頭髮變色，但對人頭髮變白是有影響的。

頭髮已經花白，是無法逆轉的。能做的是盡可能避免更花白，有宣傳吃維他命 B 可以防止白髮，其實產生關鍵作用的是維他命 B12，研究發現低維他命 B12 會導致頭髮色素減少。另外在動物試驗發現泛酸（維他命 B5）平均值低會使小鼠毛髮灰白。因此，保證維他命 B12 和泛酸的攝取是預防白髮的辦法之一。

有的人在 30 歲以前就有白頭髮了，有研究發現吸菸與此有

52 吃紫米、黑豆、黑芝麻能讓白髮變黑嗎？

關，這又為戒菸和遠離菸草提供了一個理由。

　　說到最後，現在頭上的白頭髮怎麼辦？最有效的辦法是染髮。染髮不會讓白髮或者灰髮越來越多，當然也不會讓白髮或者灰髮越來越少，只能讓我們看起來很美。

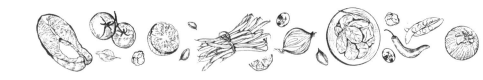

53 雜糧粥有那麼健康嗎？

健康飲食方面有一個潮流，人們在專家的建議下追求食物多樣化，具體落實在雜糧粥上，將十幾種甚至更多的食物一鍋煮了吃，似乎這樣就能夠達到均衡飲食的效果。這種方法可靠嗎？

飲食健康要遵循四個原則，具體方法是否可靠要經得起這四大原則的評估。

食量是間房，量力而為

每個人都想住大房子，但大多數人住不起，即便勉強住進去，遲早會還不起房貸。同理，我們每天攝取的熱量在考慮到活動量等因素後，也應該有個上限，而且要盡可能少吃。

肥胖症可以被稱為 21 世紀的世紀病，其他各種慢性疾病的危險因素都包括肥胖症，控制體重就能夠在很大程度上預防各種慢性病。體重控制其實最簡單，就是控制熱量，制定一個上限，然後盡量少吃，輔以多活動。控制熱量攝取不一定保證能夠減肥，但可以控制體重的成長，從而獲得不可估量的健康效益。

53 雜糧粥有那麼健康嗎？

曾經有一些健康專家推出超級健康食物，建議能吃多少就吃多少，這種建議是很不健康的，因為食物健康概念的大前提是不多吃，不管什麼食物，吃得過多都不健康。我家經常喝糙米粥，但喝粥是用來替代吃白米飯的，並不是額外喝一碗粥。喝雜糧粥也是同樣的道理，只有用來替代白米粥或白米飯才能獲得健康效益，如果在現有飯量之上多喝幾碗粥，很可能吃得太多，長此以往就會增加體重。這就如同買家具，家就那麼大地方，裝滿以後只能以新換舊，否則只能換大房子。我們不管吃多麼健康的食物，首先要考慮的是用它來替代現有食譜中的哪種食物，而不是額外多吃。

沒有量，就沒有質

飲食要多樣化，許多人對多樣化的理解是食物的品種越多越好，這樣造成互補有無的效果，雜糧粥就是其典型。

如果看一下國際權威機構的膳食推薦，都是以量為推薦的，比如在水果蔬菜上，或者推薦每天吃 5 份水果蔬菜，或者推薦每天吃 5 份蔬菜 2 份水果，並沒有推薦每天要吃多少種多少類水果和蔬菜，至於那些應該什麼時候吃的說法就更沒有依據了。

人體對營養需求的關鍵是要吃足夠的量，先保證量之後再考慮其他。而許多人恰恰是沒有吃夠量，因此營養攝取不足，在此基礎上追求吃多少種食物，並不能解決營養不足的問題。

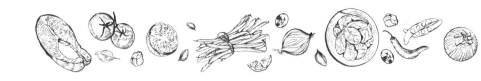

　　這就如同吃飯時點菜和自助餐的區別：點菜就吃有限的幾種，每種吃的量很多，點菜相對來說攝取的熱量不會過多；自助餐吃的種類很多，如果毫無節制地吃，就比點菜多攝取很多熱量，如果要限制熱量攝取的話，每種食物只能吃一點點，真實情況是人們吃自助餐時都會比點菜時多吃很多。

　　吃雜糧粥這類東西也一樣，或者導致熱量攝取過多，或者吃得不多，那點量在營養上無濟於事。給幼兒吃這種東西就更不妥了，幼兒的食物要盡可能滿足他們的營養需求，必須注重在量上面。

提供營養，食物各有專長

　　我們吃東西的主要目的並非口腹之享，而是為了生存，營養均衡要排在其後，活不下去，還怎麼講究營養？所以才有主食副食之分。主食是熱量的主要來源，吸收的是碳水化合物，很多營養成分要靠吃水果蔬菜，這是人體吸收營養的自然途徑。

　　不同的食物也有不同的營養成分，比如地瓜，在碳水化合物、膳食纖維、維他命 A 和維他命 C 上都很出色，但有的營養專家建議吃地瓜補鈣，按地瓜的鈣含量，達到一天所需的鈣量，要吃 7 斤，別的不說，熱量就達到 2,500 大卡，已經超出多數人每天應該攝取的熱量總量。

　　雜糧粥這類東西的問題就在這裡，不要指望一碗粥把整天

所需的營養都吃進去，維他命和礦物質隨便吃點水果蔬菜就補充足了，完全沒有必要吊死在雜糧粥這棵樹上。還有紫米粥補花青素，且不要說花青素的健康效果尚未有可靠的證據，真的要補，吃點蔬菜就是了，還能夠同時補充維他命。

我們今天可以買到各式各樣的食物，這是得益於食品生產加工，尤其是運輸，各地甚至全球的食物可以聚集在一處，如果有錢的話，可以買來許多種食物然後一頓吃進去，但這只是近幾十年才成為現實的。在人類存在的絕大多數時間內，人們可以選擇的食物品種是有限的，動物也一樣，只有本地區的食物可供選擇。這種有限的選擇可以說是一種演化的壓力，使得人類能夠非常有效地吸收食物的營養，有限的幾種食物足矣，並不是非要吃很多種食物來維持生命。

均衡是一段而不是一頓

營養要講究均衡，但並不是一定要每一頓飯都非常均衡。人體對營養的需求並非一頓不吃就不得了了，營養缺乏是一個漸進的過程，這也是人體功能的自然設計，因為在人類存在的絕大多數時間是飢一頓飽一頓的，解決溫飽一直是大問題，不要說頓頓營養均衡，連一天三頓都得不到保障，人體必須有忍飢挨餓的存活技能，否則不可能繁衍下來。

就拿維他命來說，脂溶性維他命可以儲存在體內，用不著

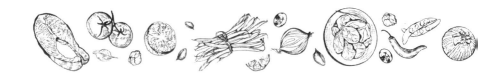

天天補充；水溶性維他命雖然需要經常補充，也不到頓頓補充的程度，這就是人體功能的靈活性和適應能力。對人體要從機體的角度看待，而不是從機械的角度看待。在補充營養上，要考慮的是長期的趨勢，天長日久地堅持健康飲食，而不是靠一碗粥解決問題。

飲食健康要講究，但過猶不及，偏離上述幾項飲食健康原則，就不能獲得健康上的良好效益。雜糧粥就是一個過猶不及的例子，過度追求細節，偏離了飲食健康的大方向。

54　水果蔬菜在健康上等同嗎？

　　大多數權威膳食指南上都把水果和蔬菜作為一類，強調要多吃水果蔬菜。具體到吃水果還是吃蔬菜並沒有特殊要求。那麼在對健康的影響上，水果和蔬菜的效果是一樣的嗎？

　　從生物學定義上講，水果可以生吃，多汁液，有酸味或甜味的果實，蔬菜是植物的其他部分比如根、莖、葉。但是從烹飪上講，很多應該定義為水果的東西一直被當作蔬菜，比如茄子、青椒和番茄等，因為這些東西沒有其他水果那麼甜，主要是來做菜而不是用來生吃的。這樣一來就存在著爭議，為此官司一度打到美國最高法院。

　　西元 1883 年美國透過新稅法，對進口蔬菜徵稅，但進口水果就不用繳稅。進口番茄的商人根據生物學定義，聲稱番茄是水果，不用繳稅，海關則從烹飪的角度認為番茄是蔬菜，要求他們繳納稅款。這個爭議的本質是錢，因此無法協調。海關只好將拒絕繳番茄進口稅的商人告上法庭。由於雙方都很有理，官司就一級一級地一直打到最高法院，最高法院 1893 年做出一紙裁決：番茄是蔬菜。

　　最高法院的裁決是最終裁決，於是美國官方定義番茄是蔬

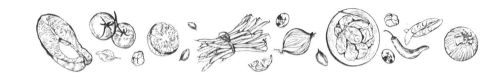

菜，而民間則認為番茄既是蔬菜也是水果。

蔬菜　　　　　水果

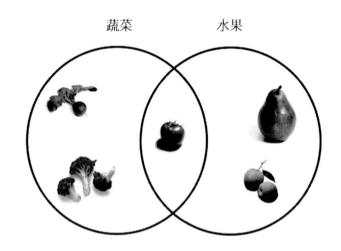

從營養學的角度，水果和蔬菜被劃為一類是相對於動物性飲食而言，因為水果蔬菜所含熱量低、膳食纖維高。此外，水果蔬菜含有豐富的維他命、礦物質和抗氧化物。因此對於現代人來說，水果蔬菜是非常健康的食物。特別是在今天，大多數人攝取的水果蔬菜量都不夠，為此權威機構一直在呼籲多吃水果蔬菜，有助於預防癌症、心血管疾病、高血壓和糖尿病等慢性疾病。

水果和蔬菜的不同之處首先在於除了馬鈴薯等蔬菜外，水果的熱量高於蔬菜的熱量，吃水果要比等量的蔬菜攝取熱量高。其次是含糖上，水果的含糖量遠遠高於蔬菜，雖然這些是天然

的糖，但終歸是碳水化合物，吃水果要比等量的蔬菜多攝取糖，尤其是糖尿病患者要注意。從單位重量所含營養成分上，如果水果和蔬菜各選前五名的話，在膳食纖維、維他命A、維他命C、鐵、鈣等方面，五大蔬菜的均值大大優於五大水果。這些區別是否會展現在對健康的影響上？

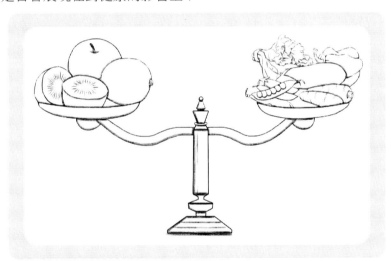

　　近年來少數幾項研究對比水果和蔬菜對健康的影響，例如2006年的一項研究發現65歲以上老人每天吃2.8份蔬菜會減緩認知能力下降達到40%，吃水果並沒有這個效果，這很可能是蔬菜富含維他命E的作用。

　　發　表　在《Journal of Epidemiology and Community Health》（《流行病學和社區健康雜誌》）上的一項研究得出

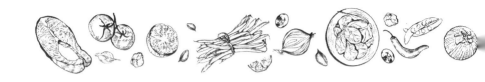

了蔬菜優於水果的結論。這項研究對參加 2001 年到 2008 年英格蘭健康調查的 65,000 多名 35 歲以上的成年人的資料進行分析，英格蘭健康調查包括 24 小時期間水果和蔬菜的攝取量一項，以 80 克為一份。

被調查者平均每日攝取 3.8 份水果蔬菜，不吸菸的老年婦女攝取量高，多攝取水果蔬菜和低體質指數（BMI）呈正相關。為了排除重症患者的影響，研究人員排除了調查後一年內死亡者的資料。

這項研究證明多吃水果蔬菜可以減少死於癌症、心臟病或其他疾病的風險，而且想達到最佳預防疾病的效果，不能只按權威機構建議的每天吃 5 份水果蔬菜，而是要吃 7 份。每天吃 7 份水果蔬菜的被調查者和每天吃少於一份水果蔬菜的被調查者相比，死於各種因素的風險降低 42%。即便吃不到 7 份，每吃一份都能夠稍稍降低死亡的風險。

再將死因細分，發現多吃蔬菜能夠將死於癌症的風險降低 25%，死於心血管疾病的風險則降低 31%。蔬菜對健康的益處超過水果。每份新鮮蔬菜可以降低死亡風險 16%，沙拉可以降低死亡風險 13%，水果則只能降低 4%。

這項研究本身有缺陷，它的資料只來自被調查者一天的蔬菜和水果攝取量，這一天也許不能代表被調查者整體的飲食習慣，人們在這一天裡水果蔬菜也許比平時吃得多，也許比平時

54　水果蔬菜在健康上等同嗎？

吃得少。這項研究也沒有排除其他因素，比如受調查者的總攝取熱量、鹽和脂肪的攝取量等，這些因素都會影響到受調查者的死亡風險。因此這項研究只是發現了很強的關聯性，並不能證實存在著因果關係。這是膳食研究的一大問題，人們每天吃的食物各式各樣，不要說不同的人，連同一個人也不能保證每天或者每個星期吃同樣的食物，因此會受很多因素的影響。

　　雖然存在這些缺陷，這項研究所揭示的關聯性被其他研究所證實。比如最近發表的另外一項研究發現，在20幾歲時每天吃8～9份水果和蔬菜的婦女到40幾歲時，動脈粥樣硬化的風險會降低40%。

　　這幾項流行病學調查提醒我們，我們每天所吃的水果蔬菜的量和能夠為我們的健康提供最大健康幫助的量之間還有不小的差距，很多認為自己吃水果蔬菜吃得足夠的人還有進一步努力的餘地，還要在自己的飲食結構中多增加水果蔬菜的比例。

　　在水果和蔬菜之間，無論從營養成分上看，還是根據流行病學資料，蔬菜都要好於水果。這並不是說今後只吃蔬菜不吃水果，而是說要多吃蔬菜。水果只是植物的果實，蔬菜則包括植物的其他各個部位，從多樣化的角度就可以理解為什麼蔬菜好於水果。大多數國家的權威機構在膳食指南上認為水果和蔬菜用不著細分，澳洲政府則建議5+2，每天吃5份蔬菜2份水果，目前看來澳洲的指南更合理。

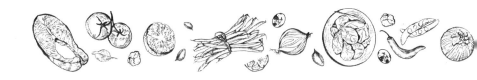

　　水果和蔬菜都是健康的食物，應該努力增加它們在膳食結構中的比例，每天盡可能多吃水果和蔬菜。具體到蔬菜還是水果的問題上，努力做到蔬菜和水果達到 5：2 的比例，這樣才能獲得最佳健康效果。

54　水果蔬菜在健康上等同嗎？

電子書購買

健康不要花大錢：牛初乳提供最多營養、黑芝麻長烏髮、易胖體質需補充瘦菌？還在迷信補品保庇嗎？跟著醫學專家破解各種偏方 / 京虎子著 . -- 第一版 . -- 臺北市：崧燁文化事業有限公司 , 2021.07
　面；　公分
POD 版
ISBN 978-986-516-683-0(平裝)
1. 健康飲食 2. 健康法
411.3　　110008503

健康不要花大錢：牛初乳提供最多營養、黑芝麻長烏髮、易胖體質需補充瘦菌？還在迷信補品保庇嗎？跟著醫學專家破解各種偏方

臉書

作　　　者：京虎子
編　　　輯：柯馨婷
發 行 人：黃振庭
出 版 者：崧燁文化事業有限公司
發 行 者：崧燁文化事業有限公司
E - m a i l：sonbookservice@gmail.com
粉 絲 頁：https://www.facebook.com/sonbookss/
網　　　址：https://sonbook.net/
地　　　址：台北市中正區重慶南路一段六十一號八樓 815 室
Rm. 815, 8F., No.61, Sec. 1, Chongqing S. Rd., Zhongzheng Dist., Taipei City 100, Taiwan (R.O.C)
電　　　話：(02)2370-3310　　　傳　　　真：(02) 2388-1990
印　　　刷：京峯彩色印刷有限公司（京峰數位）

定　　　價：330 元
發行日期：2021 年 07 月第一版
◎本書以 POD 印製

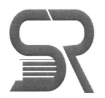

獨家贈品

親愛的讀者歡迎您選購到您喜愛的書，為了感謝您，我們提供了一份禮品，爽讀 app 的電子書無償使用三個月，近萬本書免費提供您享受閱讀的樂趣。

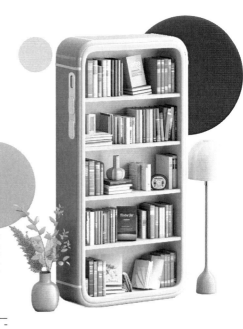

| ios 系統 | 安卓系統 | 讀者贈品 |

請先依照自己的手機型號掃描安裝 APP 註冊，再掃描「讀者贈品」，複製優惠碼至 APP 內兌換

優惠碼（兌換期限 2025/12/30）
READERKUTRA86NWK

爽讀 APP

- 多元書種、萬卷書籍，電子書飽讀服務引領閱讀新浪潮！
- AI 語音助您閱讀，萬本好書任您挑選
- 領取限時優惠碼，三個月沉浸在書海中
- 固定月費無限暢讀，輕鬆打造專屬閱讀時光

不用留下個人資料，只需行動電話認證，不會有任何騷擾或詐騙電話。